健康 · 家庭 · 新生活

U0734358

每日10000步的
健康运动法则

[日]大谷义夫 —— 著　　段洵美 —— 译

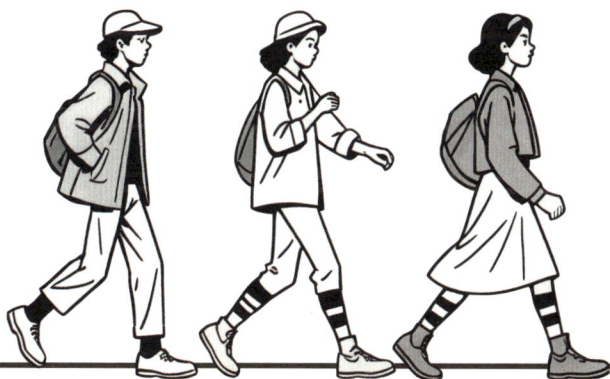

人民邮电出版社
北 京

图书在版编目（CIP）数据

每日 10000 步的健康运动法则 / （日）大谷义夫著；
段洵美译. -- 北京 ：人民邮电出版社，2025. --（健康·
家庭·新生活）. -- ISBN 978-7-115-66236-1

Ⅰ. R161.1

中国国家版本馆 CIP 数据核字第 2025BU0861 号

免 责 声 明

　　本书内容旨在为大众提供有用的信息。所有材料（包括文本、图形和图像）仅供参考，不
能用于对特定疾病或症状的医疗诊断、建议或治疗。所有读者在针对任何一般性或特定的健康
问题开始某项锻炼之前，均应向专业的医疗保健机构或医生进行咨询。作者和出版商都已尽可
能确保本书技术上的准确性以及合理性，且并不特别推崇任何治疗方法、方案、建议或本书中
的其他信息，并特别声明，不会承担由于使用本出版物中的材料而遭受的任何损伤所直接或间
接产生的与个人或团体相关的一切责任、损失或风险。

内 容 提 要

　　在快节奏的现代社会中，肥胖、久坐不动等健康问题越来越常见。本书提出一种简单易行
的健康改善方案，即每日步行10000步。本书结合了新的运动研究成果和实用的步行技巧，让
读者能够在不增加额外负担的情况下通过每日步行10000步获得健康益处。此外，作者还将健
康知识与日常生活紧密结合，使得本书既有理论深度，又不乏实用价值。本书适用于几乎所有
年龄和体力水平的人群，无论是寻求健康生活方式的年轻人，还是需要低强度运动来维持身体
状态的中老年人，都能受益于每日步行10000步的方法。

　◆　著　　　　　[日] 大谷义夫
　　　译　　　　　段洵美
　　　责任编辑　　刘日红
　　　责任印制　　彭志环
　◆　人民邮电出版社出版发行　　北京市丰台区成寿寺路 11 号
　　　邮编　100164　　电子邮件　315@ptpress.com.cn
　　　网址　https://www.ptpress.com.cn
　　　北京市艺辉印刷有限公司印刷
　◆　开本：880×1230　1/32
　　　印张：6.125　　　　　　　　　　2025 年 5 月第 1 版
　　　字数：96 千字　　　　　　　　　2025 年 7 月北京第 2 次印刷
　　　　　著作权合同登记号　图字：01-2024-5458 号

定价：45.00 元

读者服务热线：(010)81055296　印装质量热线：(010)81055316
反盗版热线：(010)81055315

1

日行万步，身体变化，内心改变

也许您没有时间、体力不足、不爱运动。即使如此，还有一项运动可以让您轻松动起来，那就是"步行"。

去附近的超市买点儿东西、上下班走到地铁站、去见客户、工作时去取复印的文件、去卫生间、休息时去买杯咖啡、星期日带上宠物外出散步。

这些都是步行。您知道吗？这种日常生活中轻松的步行，其实能够帮助我们的身体和心理保持健康。从专业医生的角度来看，步行同样具有不可忽视的好处。本书将从科学的角度，向您介绍有效的步行方式。

2

为什么不是8000步？
10000步真的有效果吗？

有许多人提倡"日行万步"，但也有人提出反对意见，认为"走得太多膝盖会疼""和日行万步相比，每天走8000步更好""比起记录步数，不如每天保持30分钟的运动"等。这些说法之中，到底哪一个才是正确的？

本书以科学研究成果为基础，经过多角度论证，尝试找出正确答案。我认为，只要身体健康，无论处于哪个年龄段，都应该尝试进行"日行万步"。

3

推荐"日行万步"的理由1

消耗掉多余的300千卡，避免发胖

如果摄入的热量大于基础代谢量，就会长胖。成年男性平均每天摄入2200千卡（1卡≈4.186焦耳，余同）的热量，而平均消耗的热量只有1900千卡。也就是说，我们在正常进食的情况下，每天会有300千卡的热量无法消耗。这些热量将会转化为脂肪，导致体重增加。每日步行10000步则可以消耗掉这300千卡的热量。这也是日本厚生劳动省主编的《21世纪国民健康运动（健康日本21）》中推荐的每日步数（见本书第10页）。

4

推荐"日行万步"的理由2

走得越多，死亡率越低

美国国立癌症研究所的科研团队以5000名40岁以上的男性和女性为对象，调查每日行走步数与死亡率之间的关系。研究发现，每天行走步数越多的人，死亡率就越低，即与每日行走4000步的人相比，行走8000步、15000步的人死亡率更低。但行走10000步与15000步的效果相差不大，因此建议您每日步行10000步（见本书第12页）。

5

推荐"日行万步"的理由3

与"步行时间"相比，规定"步行步数"效果更加明显

加拿大的研究团队曾进行对照实验，A组增加步行步数，B组增加步行时长，结果发现A组成员步数增加后血糖值明显改善，而B组成员的血糖值没有得到改善[95]。比起步行时间，规定步行步数可以带来更加显著的效果。而10000步这个数字便于记录，可以有效激励运动者，也更容易坚持下去。

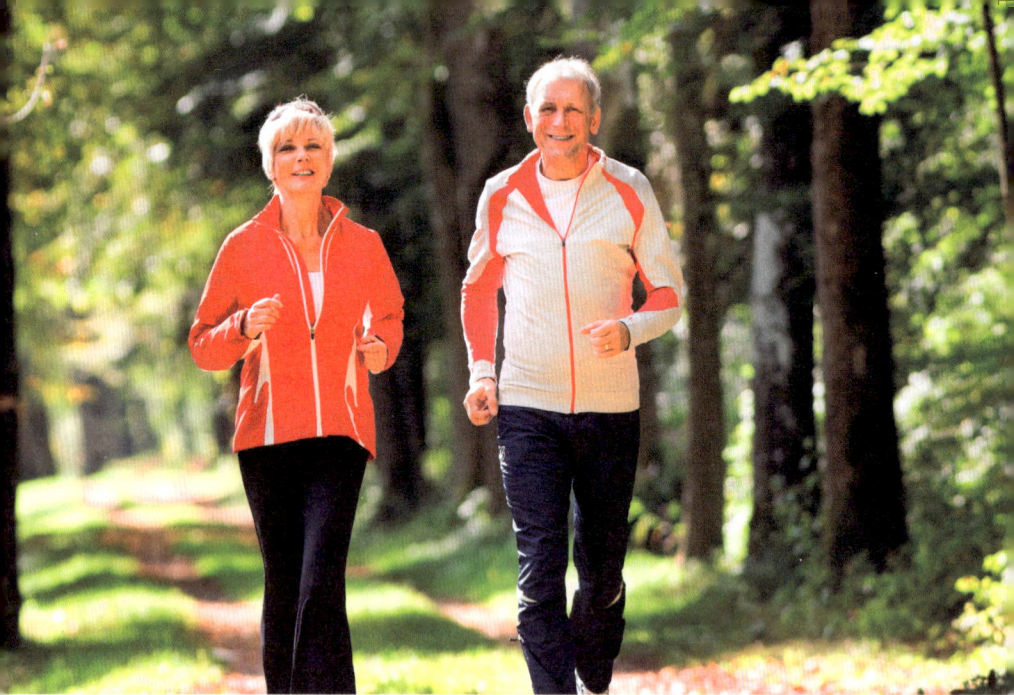

6

为什么"步行"比"跑步"更好?

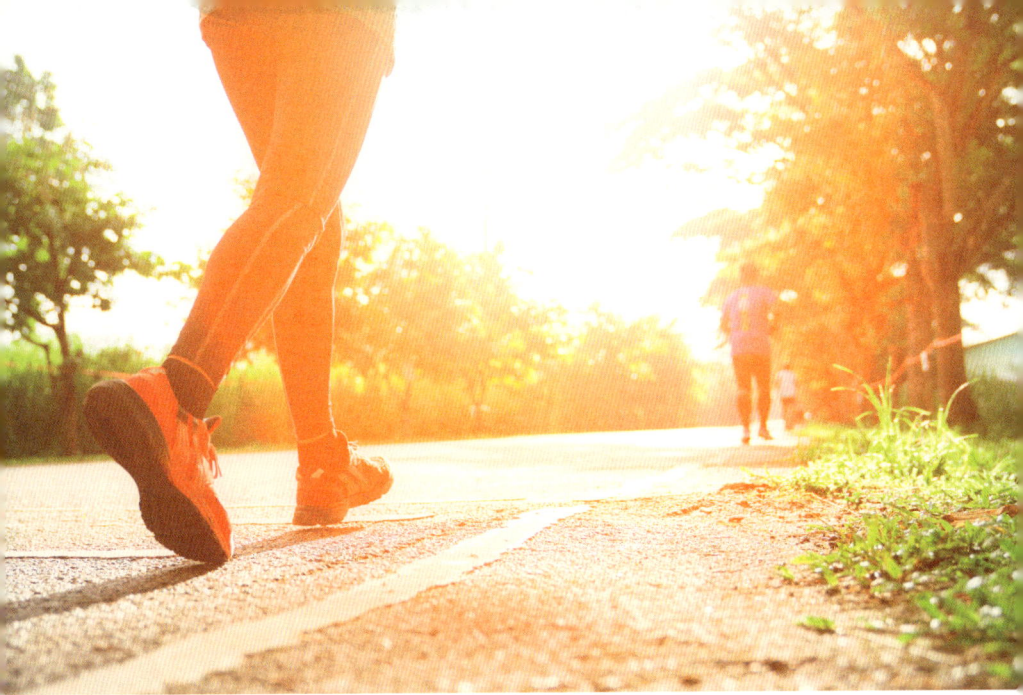

　　美国亚利桑那州立大学曾进行过一项非常有趣的研究：和步行相比，是不是跑步的效果更好？研究发现，**与跑步相比，步行更能有效降低死亡率**。

　　跑步和肌肉训练都属于身体负担较大的运动，虽然其在增加肌肉量方面效果显著，但是可能导致免疫力下降，给骨关节带来负担，对于心肺功能较弱的人群来说存在一定风险。

　　因此，对于很少锻炼或是体力不足、对锻炼有抵触情绪的人群而言，与剧烈的跑步相比，步行更加合适（见本书第7页）。

1

保持激素稳定，缓解压力

东京大学研究生院的研究团队指出，如果能够保持日行万步、两个月步行60万步，焦虑和抑郁情绪可以得到明显改善。加拿大的研究者也表示，步行等运动可以降低抑郁症的患病风险（见本书第47页）。

7

步行对"心理"有效
步行可以减轻焦虑、缓解压力

　　中医一般认为，人的身体健康与心理状态密切相关，即"身心一体"。现代医学也同样认可这一点。不仅是精神科，内科、外科、妇科、儿科等，所有医生在诊疗时都会理解疾病与心理压力之间的因果关系。正所谓"病从心来"，科学研究表明，步行不仅对身体有益，还有助于保持心理健康。心理压力增加后，人体免疫力下降，身体将表现出各种不适，而如果身体不适，心情自然也会低落。这时，步行的效果便十分明显。

2

调节自主神经系统

所谓"调节自主神经系统",就是保持交感神经与副交感神经之间的平衡。坚持步行这种轻松的运动,运动后处于放松状态的副交感神经将占主导地位,这样可以明显减轻人的心理负担,缓解紧张(见本书第51页)。

3

改善更年期症状

多项研究表明,步行有助于改善女性在更年期阶段的情绪波动问题。此外,步行还可以促进"动力激素"(睾酮)的分泌,减少"压力激素"(皮质醇)的分泌,因此也能有效预防男性的更年期症状(见本书第136页)。

1

提高创造力

步行可以提高人的创造力。众所周知，苹果公司的创始人史蒂夫·乔布斯喜欢边走边思考。美国斯坦福大学进行的研究表明，与静坐相比，步行时人的创造力能够提高60%（见本书第87页）。

8

步行有利于大脑

迈开腿，激发灵感，预防认知障碍

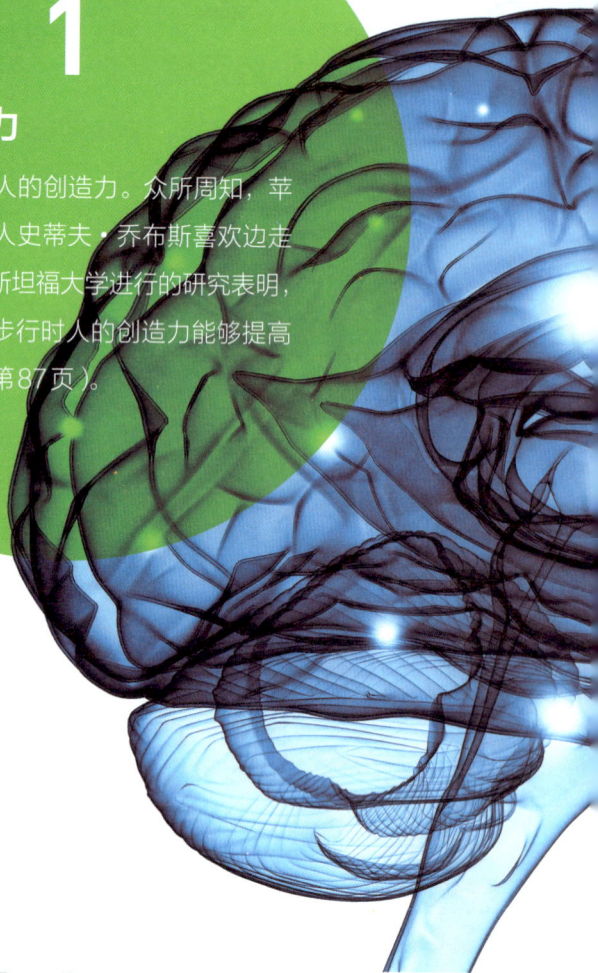

研究表明，步行能够**提高人的创造力**。对于平时需要进行大量脑力劳动的上班族，与久坐相比，不如通过走路获得这种"步行效果"。同时，步行可以激活大脑，因此也有利于**预防老年人认知障碍**。在现代社会，人均寿命已经大大延长，我们的目标不应该只停留在"长寿"，而是应该思考如何"享受充满活力的生活"。为了实现这个目标，需要经常锻炼大脑。

2

预防和改善认知障碍

发表于世界顶级医学杂志《柳叶刀》上的论文指出，每周运动两次以上的人群，患认知障碍的风险只有其他人的一半。美国北卡罗来纳州杜克大学进行的一项以老年人为调查对象的研究也发现，在六个月的时间内，与静坐不动的老年人相比，接受饮食疗法并进行有氧运动（例如步行等）的老年人认知障碍症状明显改善。

效果 1　帮助减少脂肪

迈开腿，能掉秤。减掉肥肉往往是人们最期待的效果，但除此之外，步行还能够帮助我们减少内脏脂肪和异位脂肪（肝脏周围的"脂肪"、心脏周围的"脂肪"等）。这不仅可以缓解代谢综合征，还有助于预防心肌梗死、心力衰竭和脑卒中。

效果 2　提高睡眠质量

睡眠呼吸暂停综合征患者的睡眠长度和质量都会受到影响。如果任由病症发展，患病八年后的死亡率将高达37%。而睡眠呼吸暂停综合征的致病原因之一便是肥胖。通过步行降低体重后，睡眠呼吸暂停综合征的症状可以得到缓解，失眠也能够得到改善，从而重新拥有健康的生活状态。

9

日行万步，解决很多烦恼
还能预防、改善高血压、糖尿病和预防癌症

效果 3　预防传染病

坚持步行、慢跑等适度运动的人群，患上呼吸道感染的概率比不运动的人群低很多，上呼吸道感染后的症状也会更轻。

效果 4　预防脑卒中和心脏病

如果血管变硬或血液黏稠，很有可能导致脑卒中或心脏病。步行可以减少内脏脂肪，降低体重，从而大幅降低因动脉硬化而患心脑血管疾病的风险。

效果 5 预防、改善糖尿病和预防肾脏疾病

美国加利福尼亚大学圣迭戈分校的研究表明，每天步行的步数增加2000步，患糖尿病的风险会大幅降低。近日，美国旧金山的研究团队也指出，步行能够降低患肾脏疾病的风险。

效果 6 预防肺炎

肺炎是日本排名第四的死亡原因。根据日本北海道大学的调查，平时很少走路的人群患肺炎死亡的概率比其他人高出33%。英国的调查同样发现，坚持轻度运动的人群患肺炎的风险低31%，因肺炎并发症死亡的概率低36%。

大家都知道，步行有益于身体健康。步行有助于减肥、有利于预防心脑血管疾病（脑卒中、心脏病等）也是每个医生必备的常识。但详细调查后发现，原来步行还有预防癌症的作用。其实不仅是癌症，步行可以帮助我们预防多种疾病。

效果 7 预防、改善高血压

研究报告显示，体重每降低1千克，血压会下降1mmHg（1mmHg ≈ 0.133kPa），如果体重降低4~5千克，就会有明显的降压效果。减肥成功后血压下降，有希望减少用药，甚至不再服药。坚持步行可以有效控制血压。

效果 8 预防癌症

日本国立癌症研究中心以45~74岁的群体为对象展开调查，调查发现，经常走路的人患癌概率更低[96]。另一项美国和欧洲以144万人为对象的研究也表明，步行能够降低乳腺癌、膀胱癌等13种癌症的患病率。

10

医生教给你有利于身体和心理的 "大谷式步行法"

以下是本书的研究结论

作为医生和医学博士，我既每天坚持步行10000步，又翻阅了各种论文，在实践和理论的基础上，总结了步行的效果和高效的步行方式。

"日行万步"究竟如何对身体产生效果？如何步行才能获得最佳效果？本书将深入浅出地为您介绍步行的细节。

第1章题为"**日行万步，解决所有烦恼**"，主要说明为何要走10000步，为何建议您步行而非肌肉训练或跑步，并介绍步行与预防上班族常见的肥胖症、生活方式病等疾病之间的关系。

第2章围绕"**步行可以消除焦虑和抑郁**"这一问题展开，从激素水平与自主神经两个角度进行说明。如果您有心理健康方面的烦恼，希望减轻焦虑、缓解压力，或是觉得自己情绪低落，本章的内容或许对您有所帮助。

第3章主要讨论**步行能够锻炼大脑**，将分析步行对于提高上班族的创造力、预防老年人认知障碍的作用，适用于各年龄段的读者。

"坚持就是胜利"。无论步行本身的效果如何显著，如果不能坚持下去，那么对个体而言就没有意义。因此第4章题为**"有利于心理和身体的'大谷式步行法'"**，主要介绍具体的步行方式以及如何坚持步行。

　　关于步行的方式，学术界众说纷纭。有人说早上走路好，有人说要避开早晨，有人说要走10000步，有人说不能走10000步。本书以各项调查为依据，为种种疑问提供一个确定的答案。

　　如果您认可步行的效果，就迈开腿试试吧。如果能让您的身心得到放松，这将是我作为一名医生最大的期盼。

池袋大谷诊所所长

大谷义夫

目录

第 1 章　日行万步，解决所有烦恼

第**2**章　步行可以消除焦虑和抑郁

第 **3** 章 步行能够锻炼大脑

第4章 有利于心理和身体的"大谷式步行法"

日行万步，解决所有烦恼

医生建议日行万步的理由

1 久坐导致死亡率上升
日本人是所调研国家中最"坐得住"的国民

随着年龄的增长，我们似乎越来越胖。

去体检，医生叮嘱说"要多运动啊"。

很多人患上高血压，开始吃降压药。

同时身体和心理都出现各种小毛病。

很多人都面临这样的困扰，而且每个人都知道，运动有利于身体健康。

明明知道，但就是做不到。恐怕您也是这样吧？

不要说运动，很多人甚至每天都坐在座位上不动。尤其是最近几年，远程办公的人越来越多。这虽然为我们免去了上下班路上的麻烦，但相应地，久坐不动的时间也增加了。

伏案工作时久坐带来的危害已是老生常谈，但需要注意的是，这并非上班族独有的问题。无论职业、年龄和性别，久坐已经成为现代人共有的健康隐患。

电视、手机、游戏、视频，这些"坐着不动就能拥有的快乐"给我们带来无限便利，同时也构建起一个几乎不再需要活动身体的世界。越来越多的人年龄大了之后，能在电视机前坐上一整天。

久坐不动带来的危害远比我们想象得更多。

日本京都府立医科大学进行了一项基数为6万人的调查，调查结果表明，久坐时间越长，死亡率就越高[1]。

即使没有基础病，久坐时间每增加两小时，死亡率就会增加15%。这个数据已经足够惊人，而如果久坐者还患有生活方式病，则久坐会导致死亡率进一步攀升。例如糖尿病患者的死亡率会增加26%、高血压患者的死亡率会增加20%、高血脂患者的死亡率会增加18%。

如果患有代谢疾病，平时已经在服用相关药物，却依然不予以足够的重视，那就相当于坐着不动，却一直向死亡靠近。这样说可能有些夸张，但事实就是如此。

调研不同国家国民久坐的时间

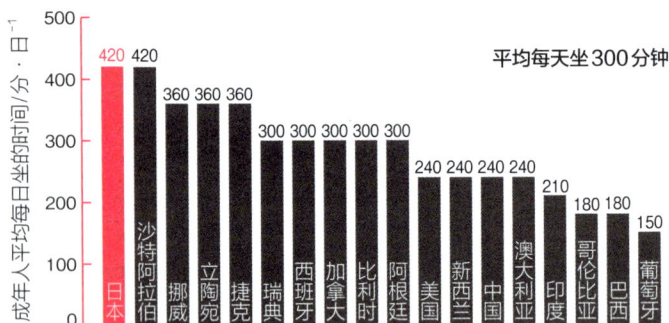

成年人平均每日坐的时间/分·日⁻¹

平均每天坐 300 分钟

420 日本　420 沙特阿拉伯　360 挪威　360 立陶宛　360 捷克　300 瑞典　300 西班牙　300 加拿大　300 比利时　300 阿根廷　240 美国　240 新西兰　240 中国　240 澳大利亚　210 印度　180 哥伦比亚　180 巴西　150 葡萄牙

数据来源：Bauman A, et al. The descriptive epidemiology of sitting. A 20-country comparison using the International Physical Activity Questionnaire (IPAQ). Am J Prev Med. 2011 Aug; 41(2): 228-35.

根据悉尼大学进行的一项研究可知[2]，日本人是所调研国家中最"坐得住"的国民。日本成年人平均每日坐7小时，很多人甚至能达到10小时。这一数据遥遥领先于其他国家，可惜这个"第一名"并不是什么好事。

每日 10000 步的
健康运动法则

2 即使久坐，只要开始运动，就能降低风险

以100万人为基数的调查！活动身体能将死亡率降低50%

除此之外，还有其他科学研究表明，久坐不利于健康。

在挪威首都奥斯陆进行的一项调查中，研究人员以100万人为研究对象，最长跟踪调查年限长达18年。研究人员总结了13项研究结果，发现久坐会导致死亡率上升50%[3]。

美国也发布了类似的研究报告。该报告显示，与每日坐3小时以下的人群相比，坐6小时以上的人群因心血管疾病、癌症、糖尿病、肾脏疾病、慢性阻塞性肺疾病、吸入性肺炎、肝脏疾病、消化性溃疡等消化系统疾病、帕金森病、阿尔茨海默病、神经系统疾病、肌肉骨骼疾病而死亡的概率更高[4]。

而经常活动身体，能够有效降低因久坐导致的高死亡率[3]。

如果每天坐着看电视超过3小时，无论进行多少运动，都无法有效降低死亡率。当然，坐着看视频、玩手机也是一样。不管做什么事情，只要久坐不动，都是有百害而无一利。

也就是说，即使已经养成了运动的习惯，依然要避免久坐。久坐会导致各种疾病的致死率上升，了解这一点之后，就赶快站起来、走起来吧！

每日10000步的
健康运动法则

3 为什么选择"步行",而非肌肉训练和跑步

科学证实:缓慢运动对身体有益

美国亚利桑那州立大学的研究团队对运动方式与死亡率之间的关系进行了调查。研究表明,剧烈运动不一定有利于身体健康[5]。

肌肉训练能够降低死亡率和心血管疾病、癌症和糖尿病的患病率,这与步行的运动效果相同。但日本东北大学的研究表明,仅有糖尿病的患病率随着肌肉训练的时间增加而减少,对于其他类型的慢性疾病来说,如果每周进行肌肉训练的时间超过130分钟,就会产生相反的效果[6]。

跑步固然可以增加肌肉量、提高心肺功能、缓解心理压力,但也可能受伤,甚至引发膝盖疼痛和足底筋膜炎。如果进行大量肌肉训练或剧烈跑步,会使身体更加疲劳,反而会导致免疫力下降、传染病的患病率上升。这是呼吸内科医生不可忽视的问题。这样看来,还是步行这种运动方式最合适。

什么运动能延长寿命？

┌─────────── 研究对象平时进行的运动 ───────────┐

步行	篮球
跑步	排球
健美操	足球
骑行	橄榄球
拉伸	游泳
举重	网球
爬楼	高尔夫
棒球	

⬇

┌─────────── 能够降低死亡率的运动 ───────────┐

步行

健美操

拉伸

举重

爬楼

不必痛苦地跑步，步行的效果足够明显

※以26727名18~84岁的美国人为研究对象。

数据来源：Sheehan CM, et al. Associations of Exercise Types with All-Cause Mortality among U.S. Adults. Med Sci Sports Exerc. 2020 Dec; 52(12): 2554-2562.

4 剧烈运动并非十全十美
痛风患者要特别注意

"运动能改善肥胖症和代谢综合征。"

恐怕世界上所有有关运动的书中都有这句话吧。的确，就尿酸值来看，经常长距离跑步的运动员比不运动的人群更低。日本痛风和尿酸核酸代谢学会发布的指导手册中也提到，痛风患者可以"进行步行、慢跑、骑行、交际舞等略微提高心率的有氧运动"[7]。

但需要注意，指导手册中推荐的是"有氧运动"，而力量训练、快跑等剧烈运动很有可能带来相反的效果。有氧运动可以降低尿酸值，但短时间内的剧烈运动反而会导致尿酸值上升，这早已是所有医生的共识。

因此从整体上看，一定要避免过量剧烈运动。

5 医生推荐"日行万步"的理由1
步行能够消耗额外的300千卡，避免发胖

相信大家都知道，如果摄入的热量高于基础代谢量，人就会长胖。

成年男性平均每日摄入的热量大约为2200千卡，而平均消耗的热量只有1900千卡。也就是说，我们在正常进食的情况下，会有300千卡的热量无法消耗并转化为脂肪，因此体重逐渐增加。

通过步行消耗额外的300千卡

$$2200 \text{ 千卡} - 1900 \text{ 千卡} = 300 \text{ 千卡}$$

成年男性平均摄入的热量（每日）	平均消耗的热量（每日）	剩余热量（通过步行消耗）

步行1000步（约10分钟，步行距离600~700米）时，消耗的热量大约是30千卡

▼

只需要步行10000步，便能消耗掉额外的热量！

　　因此，在日本厚生劳动省主编的《21世纪国民健康运动（健康日本21）》中，专家建议进行适当的运动，目标为每周消耗2000千卡以上的热量，平均每日消耗约300千卡。如果将这一数据换算到步行步数上，相当于每日行走10000步。这便是我建议大家日行万步的原因。

6 医生推荐"日行万步"的理由2
与步行4000步相比，步行8000步、12000步能够降低死亡率

除了《21世纪国民健康运动（健康日本21）》中关于热量的计算结果，我建议大家日行万步还有其他科学依据。

美国国立癌症研究所的研究团队以5000名40岁以上的人为对象，调查了每日步行步数与死亡率之间的关系。调查发现，与每日步行4000步的人群相比，每日仅步行2000步的人群死亡率更高，而步行8000步、10000步的人群死亡率明显更低[8]。简单来说，如果不进行步行锻炼，死亡率便会上升，步行步数多，死亡率就会下降。

当步行步数为15000步时，死亡率达到最低点，此后即使再增加步数，死亡率也不会进一步下降。而步行10000步与15000步时的死亡率差别不大，因此为了简单易行，我推荐大家日行万步。

步行步数越多，死亡率越低

每日平均步数与死亡率的关系

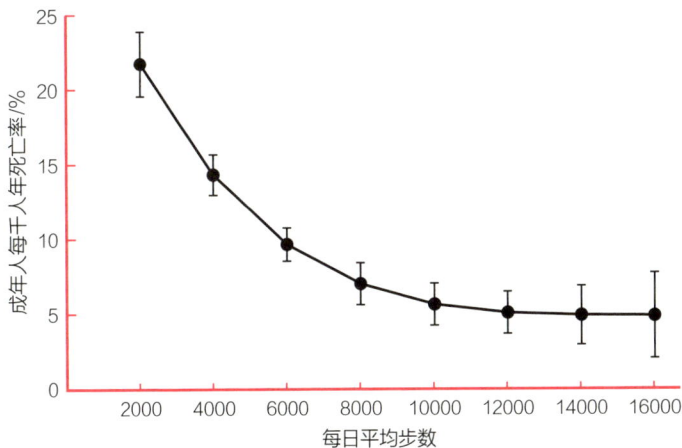

对 4840 名 40 岁以上（平均年龄 56.8）人群 10 年间的调查结果

每日步行 8000 步的人群，死亡率只有步行 4000 步人群的一半

与每日步行 4000 步相比，步行 2000 步的人群死亡率更高

与每日步行 4000 步相比，步行 8000 步、10000 步的人群死亡率更低

每日平均步数越多，死亡率就越低（但步数超过 10000 步后，死亡率下降幅度很小）

数据来源：Saint-Maurice PF, et al. Association of Daily Step Count and Step Intensity With Mortality Among US Adults. JAMA. 2020 Mar 24; 323(12): 1151–1160.

7 老年人能否只 "日行八千步"

只要身体健康，各年龄段人群都应该努力做到日行万步

"一天10000步？可我怎么听说走8000步就行呢？"

即使愿意步行运动，恐怕也有人抱有这样的疑问。

诚然，关于步行的推荐步数众说纷纭，有人说每天走8000步就足够了。但每日8000步只是65岁以上老年人的运动目标，而不适用于需要预防代谢综合征、缓解压力的中青年。《21世纪国民健康运动（健康日本21）》也指出，20~64岁人群的每日应走步数为 "男性9000步，女性8500步"。

然而在 "人生100年" 时代（即预期寿命接近100岁），我很难认同 "65岁以上即为老年人" 这种界定方式。作为医生，我每天要接诊许多病人，深刻感受到个体的体力差异非常大，甚至可以说，实际年龄并不绝对等于身体年龄。

因此我认为，只要对自己的体力有信心，即使在60岁以上，依然可以将日行万步作为自己的运动目标。

除了"平均寿命"，还有一个指标是"健康寿命"，也就是能够健康生活的年龄。一般认为，健康寿命比平均寿命少10年，2019年日本厚生劳动省发布的数据显示，日本男性的健康寿命为73岁，女性为75岁。

伴随着社会老龄化的发展，恐怕没有人愿意过那种卧床不起的"长寿"生活了。如果想尽可能延长自己的健康寿命，想在步入70岁后依然拥有良好的生活质量，那么就需要根据自身的基础病情和体力，尽可能增加每天的步行步数。

不过，这10000步不需要一次性走完。您可以早上走3000步，中午走3000步，晚上再走4000步，这样将每日的步数分散开，只要总数达到10000步即可。具体的运动方法会在第4章进行介绍，以"日行万步"为目标，坚持下去吧！

8 步行与膝盖疼痛无关
知名医学杂志否定了膝盖疼痛与步行之间的关系

作为代表性的有氧运动，步行能为我们带来许多益处。不仅如此，这种运动方式还没有明显的缺点，而这也是步行的一大优点。

可不要小看这个优点。任何健康的生活方式，只有持之以恒，并使之成为习惯，才能看到效果。因此"没有缺点"就是非常重要的"优点"。

有人担心步行会导致膝盖疼痛，不过世界知名医学杂志发布的研究结果指出，步行与膝骨关节炎之间没有因果联系[9]。与肌肉训练和跑步相比，步行所需的体力更少、运动能力更低，这也是步行所具有的优点。毕竟就算不会跳舞，应该也会走路吧。受代谢综合征而困扰的人群也好，老年人也好，繁忙的上班族也好，步行这样轻松的运动，大家应该都能做到。

只要走路就能恢复健康，这实在是一个令人欣喜的好消息。对此，我自己也深有体会。

以前我通过游泳来保持健康、缓解压力，工作结束后就会去游泳，这个习惯我保持了很多年。我还会在游泳的时候思考问题，比如我的科研工作、正在编写的书、电视台健康节目的采访稿等。然而近几年因工作量增加，我没有精力去游泳，人也变胖了。

或许是因为我已经五十多岁了，我尝试跑步时发现，这对于我的体力来说实在太困难！犹豫再三，我决定使用排除法，试着从步行开始，没想到收获了惊人的效果。每天早上、中午、晚上，只要有时间，我就步行锻炼。渐渐地，不仅体重降低了，我的身体状态也越来越好。

但我毕竟是一名专业的医生，又喜欢研读论文，不能仅凭自己个人的经验就断言"步行是保持健康最好的方法"。为了寻找依据，我查阅了大量科研资料和论文，发现在《柳叶刀》等以审查严格而著称的权威学术杂志上，刊载了许多证实步行运动效果的学术论文，由此我再一次确认了步行的效果。

接下来，我将以这些学术论文为理论基础，介绍步行如何解决各种烦恼。

解决肥胖问题

比起一次性走完，将运动步数分散开更有利于减肥

"瘦身有利于健康，想要减肥，就应该加强肌肉训练。"

不知道从什么时候起，肌肉训练已经从暂时的潮流变成了减肥时必备的方式。也有很多人提出，步行这种有氧运动无法增加肌肉量。的确，如果想要锻炼肌肉，甚至练成肌肉型男，那么专门的肌肉训练一定比步行这种低负荷的运动效果好。

人体下半身集中了大量肌肉群，例如臀大肌、股四头肌、小腿比目鱼肌。想要锻炼这部分肌肉，步行的强度的确远远不够。

但是对于我们大部分人来说，练出一身腱子肉只是锦上添花。像我这种已经算不上年轻的人，往往因为忙碌而缺乏运动。有些人会发现自己的肚子渐渐圆了起来，还有些人对自己的健康情况十分担忧。对于拥有这些烦恼的人来说，比起肌肉训练，通过步行（有氧运动）减掉内脏脂肪才是更紧要的任务。

毕竟对这些人而言，代谢综合征是再熟悉不过的"老朋友"了。

腹部脂肪堆积会造成内脏脂肪型肥胖，接下来的病程可想而知。先是甘油三酯或胆固醇上升，然后是高血压、高血糖和高血脂，病情进一步发展便有可能导致动脉硬化，引起心肌梗死或脑梗死。

不仅如此，内脏脂肪还会增加患认知障碍的风险，因此需要特别小心（详情请见第3章）[10]。

代谢异常而导致内脏脂肪增加后，负责降低血糖的胰岛素将会失去活力，从而引发高血糖。而血糖升高会导致血管受损，心脏病、失明、截肢等的风险大幅增加，甚至可能影响心理健康，使人精神低落，总是提不起精神。

在21世纪的饮食习惯下，仅仅是正常摄入自己喜欢的食物，就已经有糖摄入过量的风险。为了补充精力喝一瓶能量饮料，为了犒劳自己买一杯限定款星冰乐，这些都有可能导致高血糖。

在这种情况下，步行这种有氧运动的效果就十分明显。有氧运动可以有效燃烧糖分和内脏脂肪，将其转化为能量。

第20页这张图显示了新西兰奥塔哥大学进行的一项调查结果。该调查以18~40岁未患有糖尿病和高血压的人群为对象，研究了步行与血糖值之间的关系。根据这项调查可以发现，每隔30分钟就步行100秒的实验组，血糖下降效果最明显[11]。

经常步行不容易长胖

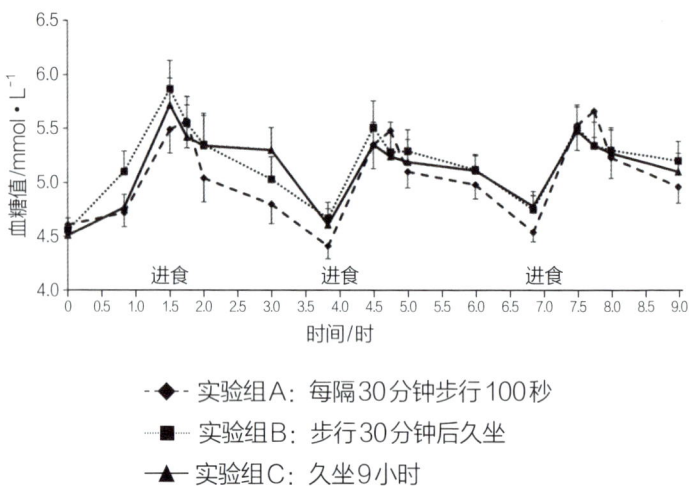

- ◆- 实验组A：每隔30分钟步行100秒
- ■ 实验组B：步行30分钟后久坐
- ▲ 实验组C：久坐9小时

比起一次性走完10000步，零散运动更有利于降低血糖、预防肥胖

数据来源：Peddie MC, et al. Breaking prolonged sitting reduces postprandial glycemia in healthy, normal-weight adults: a randomized crossover trial. Am J Clin Nutr. 2013 Aug; 98(2): 358-66.

每日10000步的
健康运动法则

"每隔30分钟步行100秒，有利于降低血糖，预防肥胖"。对于喜欢吃甜食和碳水化合物的人群来说，这称得上是一条好消息。

将BMI指数（身体质量指数，评估体重与身高比例的指标）降至25以下，能够有效降低血糖。如果您感觉到自己已经有发胖的迹象，就赶快迈开腿走起来吧。记得要尽可能进行零散运动，增加步行的次数和频率。

医生建议日行万步的理由

治疗 "脂肪心"

脂肪如果沉积在心脏、肝脏、骨骼肌肉这些原本不应有脂肪沉积的位置，就被称为 **"异位脂肪"**，这种异位脂肪很容易与内脏脂肪混淆。如果是沉积在心脏附近的脂肪，电视节目中往往称其为 **"脂肪心"**。

脂肪心会损伤心脏周围的冠状动脉，可能导致心肌梗死和心力衰竭[12]。在某档电视节目中，摄制组为嘉宾们做了磁共振（可看清人体内部组织），发现有人已经患上了"脂肪心"。这档节目让我们再一次感叹，"脂肪心"是我们身边的一种潜在风险。

当异位脂肪沉积在肌肉中，人体肌肉就会变成烤肉店里"雪花牛肉"那样的状态，如果沉积在肝脏中，人体肝脏就会成为**鹅肝那样的"脂肪肝"**。若是脂肪肝进一步恶化，患肝硬化、非酒精性脂肪性肝炎、肝癌的风险就会大大增加，也会导致其他生活方式病。

也许患者自己没有感到任何不适，但异位脂肪会包围肝脏和心脏，不仅会引发疾病，甚至还可能导致死亡——异位脂肪多么可怕啊！

不过，饮食疗法和运动疗法能有效缓解脂肪肝。

大量研究数据证实，运动可以改善肝功能，而肝病专家最推荐的运动就是步行。步行也同样对"脂肪心"有效，还可以降低心脏病的发病概率。

皮下脂肪、内脏脂肪和异位脂肪之中，皮下脂肪最难减掉，也是女性最在意的部分。但事实上，内脏脂肪和异位脂肪的危害要大得多，但好在这两种脂肪都可以通过步行消除。如果您患有异位脂肪，就赶快开始步行吧。

预防少肌性肥胖

肌肉量逐渐减少，最终形成少肌性肥胖。这类肥胖也可以通过步行预防

关于脂肪和肌肉，大家还需要注意一种疾病，就是"少肌性肥胖"。这种疾病的症状是肌肉量逐渐减少，但脂肪逐渐增加，最终造成肥胖。少肌性肥胖会导致身体机能低下、骨折、卧床不起，让老年人很虚弱[13]。

患上少肌性肥胖后，癌症死亡率会上升，心血管疾病的风险和手术中死亡的风险都会增加，引发了不少令人惋惜的结局。

不过我们面对这种疾病也不是束手无策。《少肌性肥胖治疗指导手册》以3600名日本人为研究对象，展开了长达10年的跟踪研究。研究发现，步行步数越多，少肌性肥胖的发病概率越低，步数每增加1000步，患少肌性肥胖的风险就会显著下降[13][14]。为了避免肌肉量下降而患上少肌性肥胖，避免步入老年后卧床不起，现在就开始步行锻炼吧。

预防、改善高血压

> 通过步行减肥，有希望减少降压药用药量

日本共有9937000名<mark>高血压患者</mark>。高血压的患病原因有很多，除了<mark>盐分摄入过量、肥胖、吸烟、嗜酒、缺乏运动、压力过大</mark>等生活习惯问题，还有<mark>年龄增加和遗传</mark>等因素。此外，甲状腺、肾上腺相关的内分泌疾病和睡眠呼吸暂停综合征也可能引起高血压。

有研究报告表明，如果是肥胖导致的高血压，在服药期间<mark>体重每下降1千克，血压就会降低1mmHg，减重4~5千克会产生明显的降压效果</mark>[15]。因此，如果您觉得自己有肥胖倾向，并且血压高于正常值，那我建议您通过坚持步行来减肥。即使您已经患上高血压，只要能降低体重，很有可能不必再大量服用降压药。

即使体检查出高血压，也有很多人<mark>不想服用降压药</mark>。这种情况下，您可以尝试减少饮食中的盐分摄入，并采取步行这种运动方式。

如果您已经有了头痛、头晕等症状，应该尽早向医生咨询用药方式。但如果您还没有相关症状，可以通过减盐和步行减肥。若这样依然无法控制血压，再服用降压药。

　　高血压患者若进行剧烈运动，反而会有血压进一步上升的风险。但您放心，步行是一项非常安全的运动，已经收录在高血压治疗指导手册中[16]，在这里我也推荐给各位读者。

每日 10000 步的
健康运动法则

预防、改善糖尿病

据说，日本有 1370 万人有患糖尿病的风险。

糖尿病是一种非常危险的疾病，有可能引起失明、心脏病、肾功能衰竭、腿部截肢等。2019 年的日本国民健康营养调查指出，有糖尿病治疗史或糖化血红蛋白（HbA1c）超过 6.5 的人群，患糖尿病的风险很高。在日本 20 岁以上的人群中，19.7% 的男性、10.8% 的女性面临这样的高风险。

糖尿病中最常见的是 2 型糖尿病，这是胰岛素分泌不足或胰岛素活力不足导致的。致病原因除了遗传因素，还包括饮食过量、缺乏运动和肥胖。如果几个致病因素叠加在一起，就很可能诱发糖尿病。

对于糖尿病这种慢性疾病，步行也同样有明显的效果。

美国加利福尼亚大学圣迭戈分校曾以 5000 名高龄女性为对象，进行了一项调查[17]。

调查发现，每日步行步数增加 2000 步，糖尿病发病率会降低 12%。如果提高步行速度，保持微微出汗的状态，那么糖尿病发病率能降低 14%。

在治疗糖尿病时，一般采取饮食疗法与运动疗法相结合的方式。根据日本顺天堂大学的调查研究，综合进行饮食疗法与运动疗法后，属于异位脂肪的肌肉内脂肪减少了19%，胰岛素敏感性提高了59%。而仅采用饮食疗法，肌肉内脂肪和胰岛素敏感性都没有发生变化[18]。

由此可见，运动能够对糖尿病患者起到明显的效果。此外，这一研究结果也再次证实了步行对消除异位脂肪的有效性。

我曾经在大学的校医院工作过，当时经常能看到糖尿病患者在午休时散步。现在回想起来，应该是医生劝告他们在饭后散步。这就是将运动与饮食疗法相结合的实例。

每日10000步的
健康运动法则

预防肾脏疾病

在各种慢性病中，慢性肾病与糖尿病一样，困扰着大量患者。

"很遗憾，目前没有药品能改善肾脏状态。只能在饮食中减少盐分和蛋白质，减少给肾脏带来的负担。"肾病科医生经常这样对患者说。这可太让人难受了，食物味道淡，还要少吃鱼和肉，感觉食物都不好吃了。

在日本成年人群中，慢性肾病的患者大概有1330万人，占总人口的13%。在60岁以上的老年人中，这一比例进一步上升，30%的男性、40%的女性都患有慢性肾病。其中发展为重症，需要接受透析的患者大概有30万人，相当于每100位老人中就有一位重症患者。由此可见，肾病就在我们身边。

肾脏的功能是"过滤血液"，即排除掉废物和毒物，将有益成分运输到血液中。而患上肾病后，肾功能会逐渐衰竭。

肾脏疾病的主要致病原因是年龄增加、高血压和糖尿病。因此，肥胖、代谢综合征和高血脂都会对肾脏产生影响，而这也是我们此前一直呼吁大家给予重视的疾病。

目前没有能够根治肾病的药物，有些患者即使采取饮食疗法，病情依然持续恶化，最终只能接受透析，或是年龄增加无法治疗。但最近的研究数据表明，运动能够预防肾功能衰竭，这一数据让我们对治疗肾病重新燃起希望。

美国以老年人为对象进行了一项调查，将调查对象分为"步行运动组"和"不运动组"，结果发现进行步行运动的小组肾衰竭速度更慢[19]。

年龄越大，肾脏功能越差，因此很难使肾功能发生明显改善。但如果步行能够减缓肾衰竭的速度，就已经具有突破性的意义。

在阅读文献的过程中，我愈发感到振奋。

随着年龄增加，日本每3个人中就有一人患上肾病。为了年老后也能尽情享用美食，趁年轻时就开始步行运动吧。

预防心肌梗死、脑卒中

根据2022年人口统计资料，日本排名第一位的死亡原因是恶性肿瘤（癌症），第二位是心肌梗死等心脏病。第四位是脑血管疾病，即脑卒中，其中血管堵塞会引起脑梗死，血管受损会引起脑出血和蛛网膜下腔出血。心肌梗死和脑卒中都是血管受损导致的。

排名第三的死亡原因是衰老，因此可以说恶性肿瘤、心肌梗死和脑卒中是致死率最高的三种疾病。至于心肌梗死和脑卒中的致病原因，简单来说，当低密度脂蛋白（LDL）等有害物质堆积在血管内部时，原本已经像橡胶管一样硬的血管进一步变窄，从而血流停滞，导致动脉硬化。

当大量血液突然涌入狭窄、失去弹力的血管时，血压上升导致高血压。为此，日本有大约993万人服用降压药。

动脉硬化主要有四个致病原因：高血压、糖尿病、高血脂、吸烟。如果血管的状态得到改善，那么就可以减少用药、预防疾病。

有人坚称，患上高血压和动脉硬化只能长期服药。

的确，血管一旦变窄，就不可能再恢复到正常状态，因此医生也只能开具降压药。服药虽说是对症治疗，但老年人往往还存在其他病症，需要同时服用多种药物，这就会增加药物之间反应和产生副作用的风险。因此除了服药，我还建议您采取控制饮食、减盐和步行这三项措施。

不过美食数不胜数，想要控制饮食并非易事。很多人都是一不留神就忘记要控制饮食，并因此倍感挫败。

至于减盐，日本厚生劳动省在2020年建议，男性每日摄入盐量应当少于7.5克，女性应当少于6.5克。但日本人日常的饮食习惯就是高盐，例如日本常见的味噌汤，汤的含盐量过高，其实可以只食用汤里面的食材，不必将汤喝掉。可就算意识到这一点，也很少有人能做到。

考虑到这些因素，在控制饮食、减盐和步行这三项中，最容易坚持的也许就是步行。

意大利曾对3000余名65岁以上（平均年龄75岁）老人进行了长达20年的追踪调查，调查了心肌梗死等疾病发病率与运动之间的关系。该团队发现，其中大约1000人突发心肌梗死或脑卒中[20]。

与此相对，如果每天运动20分钟以上，并将步行等缓慢运动与肌肉训练、游泳等相对剧烈的运动结合起来，心脏病、脑卒中的发病率与死亡率都会下降。

根据美国加利福尼亚理工大学的调查，那些减肥成功且后期体重不再反弹的人，每天坐着的时间都比较短。与体重反弹的人群相比，减肥成功并保持三年以上的人群坐着的时间少3小时，使用计算机或玩游戏的时间也少1小时[21]。

"开始运动，坐着的时间减少，体重下降"→"体重下降后血压下降"→"预防心肌梗死和脑卒中"。这样的良性循环比其他任何方式都更有利于预防疾病。

即使现在没有服药，如果您觉得自己的体重有些超标，或是担心身体状态，那么我建议您为了血管的健康开始步行。

如果您平时吸烟，那我建议您先戒烟。不过瑞典进行的一项调查显示，50岁后，积极锻炼身体可以像戒烟一样有效降低死亡率[22]。请您务必依此调整自己的生活方式。

预防肺炎

如前文所述，剧烈运动可能导致免疫力低下，而缓慢运动可以提高免疫力。这是美国北卡罗来纳州阿巴拉契亚州立大学得出的研究结论[23]。而美国加利福尼亚州洛马林达大学进行的另一项研究指出，经常步行锻炼的人群上呼吸道感染后康复速度更快[24]。

在美国，人们一直认为在上呼吸道感染初期进行有氧运动有利于康复。事实上，有氧运动还可以提高免疫力、预防上呼吸道感染，进而预防肺炎。

在日本，死亡原因排第五位的是普通肺炎，排第六位的是吸入性肺炎，因此综合来看，肺炎是日本排名第四位的死亡原因。当细菌或病毒进入肺部后，会引起炎症，从而导致肺炎。对于人类来说，细菌和病毒是近在身边的"敌人"，但一般情况下我们的口、鼻、咽喉可以阻拦这些"敌人"，气管、支气管也会作为第二道防线拦截"敌人"。

当免疫力低下或患上呼吸道感染、流感时，口、鼻、咽喉部无法阻拦细菌和病毒，导致肺部这座"大本营"被"敌人"攻陷，形成肺炎。而老年人患肺炎后甚至有死亡的可能，因此需要格外注意预防。

日本北海道大学对22300名65~79岁的日本老年人进行了长达12年的追踪调查，主要调查了1200名因肺炎而死亡的老年人平日的步行习惯。调查发现，那些每天步行1小时以上的老年人因肺炎而死亡的概率低，而每天步行时间不足30分钟的老年人，即使没有心肌梗死或脑卒中等既往病史，患肺炎后的死亡率也将增加33%[25]。

美国顶尖学术期刊*Gero Science*曾发表过10篇英国关于运动与肺炎风险关系的研究论文，这些研究的研究对象总计104万人。研究发现，平日有运动习惯且运动量较大的人群，比运动量小的人群患肺炎的风险低31%，肺炎并发症的死亡率低36%[26]。

老年人群体中多见吸入性肺炎，这是由于唾液或食物被吸入气道又无法咳出，附着在上面的细菌趁机进入肺部，引起了炎症。

如果平时刷牙不到位，或是牙龈有炎症，那么口腔中会积累大量细菌。而随着年龄增加，人的吞咽能力会逐渐下降。因此，危险的吸入性肺炎就潜伏在老年人身边，也正是出于这个原因，吸入性肺炎常被称为"健康寿命的劲敌"。

吸入性肺炎患者往往会陷入恶性循环。一旦因为肺炎住院，患者就不得不卧床生活，因而体力下降，慢慢地无法进行日常活动（例如起身、行走、进食等）。长此以往，全身机能都会逐渐衰退，导致活动困难、吞咽功能衰退，从而再次导致肺炎、再度住院……这样就形成了恶性循环。

因此，千万不要小看肺炎这种疾病，为了避免卧床不起，务必每日进行1小时以上的步行运动。日本呼吸系统学会发布的治疗手册指出，在预防吸入性肺炎方面，最重要的是注射肺炎球菌疫苗，其次是注意口腔卫生，然后便是进行运动（步行）。而这一点只能由患者独立完成，医生起不到任何作用。

人们在50岁以后便有可能患上吸入性肺炎[27]，但吸入性肺炎并非一种独属于老年人的疾病（当然，60岁以后的发病率会急剧升高）。中青年群体绝不能认为这种疾病与自己无关，尤其是在人类与病毒共存的现在，我们更要将步行运动变成一种生活习惯，预防吸入性肺炎。

肺炎带来的恶性循环

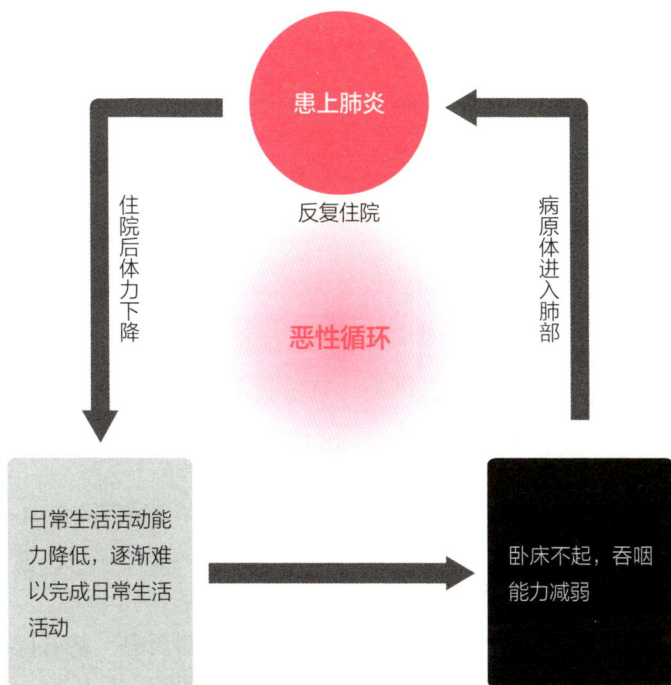

患上肺炎

反复住院

住院后体力下降

病原体进入肺部

恶性循环

日常生活活动能力降低，逐渐难以完成日常生活活动

卧床不起，吞咽能力减弱

预防13种癌症

美国和欧洲曾以187000个癌症病例为依据，进行了一项关于癌症与运动关系的大规模调查，共涉及144万名19~98岁（平均年龄59岁）的患者。调查发现，==运动可以降低乳腺癌、膀胱癌等13种癌症的患病率[28]==。

此外，==步行可以预防大肠癌，并提高大肠癌的预后效果==。

丹麦以55000名50~64岁无患癌史的人群为对象展开调查，发现步行很有可能具有预防大肠癌的效果[29]。在这项调查中，根据五项生活方式指数（运动、身体质量指数、吸烟史、饮酒史、饮食习惯），调查对象被分为几组。在10年的跟踪调查中，共有680人罹患大肠癌。但在这五项生活方式指数中，如果能有一项达到"建议值"，就有13%的概率预防大肠癌，如果五项生活方式指数均能达到"建议值"，就有23%的概率预防大肠癌。

癌症研究国际顶尖杂志上曾发表过一项美国的研究结果。该研究针对大肠癌患者生存率与步行之间的关系展开，发现每周步行150分钟以上的患者比运动量小的患者死亡率更低。与此相反，每天坐6小时以上的患者，比坐3小时以下的患者死亡率更高[30]。

日本国立癌症研究中心指出，如果能够坚持禁烟、限酒、改善饮食习惯、锻炼身体、保持健康体重这五个健康的生活习惯，患癌概率会下降一半[31]。即使我是一名专业的医生，发现步行对预防癌症有效时，也免不了感到惊讶。

步行等运动能降低13种癌症的患病率

食管腺癌	约42%
肝癌	约27%
肺癌	约26%
肾癌	约23%
贲门癌	约22%
子宫癌	约21%
骨髓性白血病	约20%
骨髓瘤	约17%
结肠癌	约16%
头、颈部肿瘤	约15%
直肠癌	约13%
膀胱癌	约13%
乳腺癌	约10%

数据来源：Moore SC, et al. Association of Leisure-Time Physical Activity With Risk of 26 Types of Cancer in 1.44 Million Adults. JAMA Intern Med. 2016 Jun 1; 176(6): 816-25.

　　　　*　　　　　*　　　　　*

　　本章虽然只介绍了一些关键数据，但相信大家可以看到，步行对于多种疾病的预防都具有显著效果。

　　不仅如此，科学研究表明，步行还可以改善睡眠、调整心理健康、提高大脑灵活性。

　　关于步行的这些有利之处，接下来我还会不厌其烦地提醒大家。在第2章中，我将向大家介绍步行在调整心理健康方面的作用，请大家进一步了解日行万步的效果。

第**2**章

步行可以消除焦虑和抑郁

通过步行调整身心健康

步行能够改善心理状态

> 日本厚生劳动省的调查显示，日本有420万人因心理疾病就诊，相当于每30个日本人中就有1人因心理疾病而就诊。还有许多人患有轻度焦虑，只是没有到医院就诊。可以说每4个人中便有1人患有心理疾病，对此，我们无法置身事外。

第1章题为"日行万步，解决所有烦恼"，我基于大量研究结果，向大家介绍了步行帮助我们远离肥胖和疾病的效果。

如果您已经有肥胖，或是患有生活方式病，那就请您通过步行，尽快扼杀这些疾病的苗头。

但"疾病的苗头"真的只有这些吗？

- 不明原因的体重增加

- 疲惫

- 不明原因的焦虑

- 工作压力大

- 精力不足

- 难以入睡，或睡眠浅

- 头痛

- 肩颈僵硬

- 身体发冷

- 容易暴饮暴食

- 胃痛

- 肠道不适（便秘、腹泻）

这些来源于心理的症状，很可能发展成为疾病的苗头。

当疾病的苗头体现在身体上并不断发展，就会变成真正的疾病。抑郁等心理疾病固然不必多说，就连精神压力最终都有可能引发癌症[32]。

况且没有能够根治心理疾病的药物，抗抑郁药物也只是对症治疗而已。正因为如此，我们更需要关照自己的心理健康，避免让自己的心理变得疲惫不堪。

科学研究已经证实，步行对治疗抑郁症有效。巴西戈亚斯州联邦大学进行了一项研究，研究团队让21名患有慢性失眠且生活中缺乏运动的人坚持步行4个月，发现患者的睡眠状态与抑郁症状均得到改善，被称为"压力激素"的皮质醇也减少了[33]。

通过步行减少"压力激素"，睡眠时间便会增加，从而进一步减轻心理压力——这样就进入了良性循环。

在第2章中，我将向大家介绍如何通过步行呵护心理健康，缓解轻度焦虑、身体不适和抑郁症状。首先需要大致了解自主神经、激素、睡眠与步行的关系，由此加深对步行这种运动方式的理解。

1 每天步行20分钟，有效降低抑郁风险

女性需要特别注意：不要运动过量

"日行万步，两个月步行60万步，能够改善焦虑和抑郁情绪。"

这是东京大学研究生院进行的一项调查，曾在日本焦虑症学会学术大会上发表调查报告[34][35]。该研究团队举行了一项"步行活动"，向180名企业员工发放计步器，让员工以两个月步行60万步为目标，并在活动前后填写"焦虑、抑郁情绪自测表"。结果发现，无论是原本就充满活力的员工，还是最初认为自己有轻度精神衰弱的员工，**都通过步行，改善了焦虑和抑郁情绪**。

调查团队又按照步行步数将这些员工分成三组，分别是"少于步行目标"（每日步行不足10000步）、"完成步行目标"（每日步行10000~12000步）、"超出步行目标"（每日步行12000步以上）。研究发现，**男性的步行步数越多，焦虑和抑郁情绪就越能得到改善**。

这项调查还发现了一个有趣的结果：女性的情况略有不同。完成步行目标（每日步行10000~12000步）的女性与男性一样，心理状态得到了改善，但步行数量太多会导致相反的效果。

　　对于不同年龄与性别，基本都是"日行万步"有益于身心健康，但这项调查告诉我们，女性需要特别注意，不要运动过量。

　　对于那些"心情不好，懒得走10000步"的人群来说，也有一则好消息。加拿大多伦多大学的研究团队阅读了30篇研究运动与抑郁症关系的论文，发现其中有25篇论文都提到，增加运动量能够降低抑郁症发病的风险[36]。不仅如此，只要每周步行150分钟，未来患抑郁症的风险也会下降。也就是说，平均每天只需要步行20分钟，就能起到作用[36]。

　　既然如此，即使您觉得情绪低落、无心锻炼，也可以利用上下班或购物的机会，试着通过步行改善自己的心理状态。

每日10000步的
健康运动法则

2 步行对上班族有好处
短短四周时间，压力减少，生活更轻松

"不至于患上抑郁症，但心理压力也不小"。恐怕有很多上班族都处于这种状态。还有些时候，我们会因为家人无意间的一句话或与同事之间的复杂关系而情绪低落。

基于这种现实情况，日本产业医科大学以600名普通上班族为对象，让他们坚持步行四周，研究了心理压力与步行之间的关系[37]。

研究发现，四周之后，此前没有运动习惯的上班族心理压力减少，并认为自己能够与他人更好地相处。

研究前对研究对象进行了心理测试，这些研究对象虽然有心理压力，但尚未发展到抑郁的地步。

由此可见，日常生活中的运动习惯是改善心理状态最好的方法，仅仅坚持四周，就能看到变化。越是忙碌、越是感到压力，上班族们就越应该坚持步行。

坚持步行四周后，自我效能感提高

-------- 有运动习惯
———— 无运动习惯

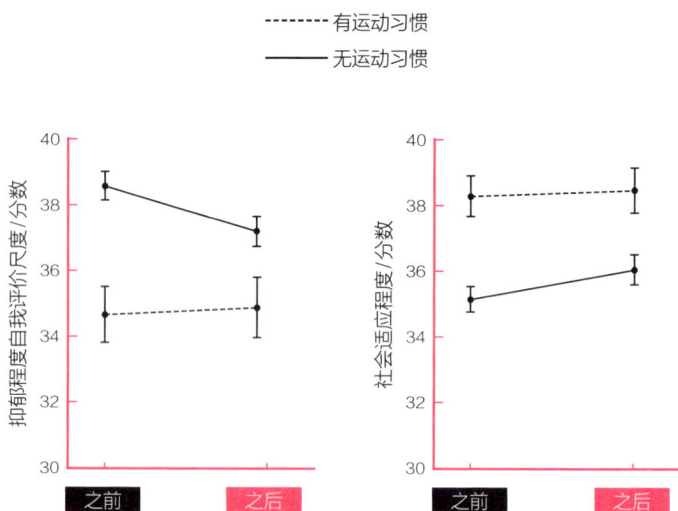

一直有运动习惯的群体，心理状态变化幅度较小
无运动状态的群体对于自我抑郁程度的评价降低，社会适应度上升
这恰好证明了步行运动的效果

数据来源：Ikenouchi-Sugita A, et al. The Effects of a Walking Intervention on Depressive Feelings and Social Adaptation in Healthy Workers. J UOEH 2013; 35: 1-8.

3 "总觉得不舒服"可能是"自主神经"出了问题

步行能够使身体从交感神经占主导地位切换至副交感神经占主导地位

"因为压力而胃疼""因为心理问题而闹肚子"……

这些情况可能是因为自主神经紊乱。

做什么都没兴致、身体疲劳又缓不过来等，如果您总觉得身体不舒服，那可能是因为自主神经紊乱。如果任由这种情况发展，可能会变成自主神经失调，导致更多身体症状。

- 焦虑或紧张
- 呕吐感
- 盗汗
- 乏力、头痛
- 心悸、头晕
- 失眠

自主神经紊乱往往伴随着心理压力出现，甚至可能发展为神经性胃炎、肠易激综合征、过度通气综合征等疾病。

自主神经由交感神经（油门）和副交感神经（刹车）组成，这两种神经在我们体内交替工作。如果它们合作得顺利，自主神经就能够正常发挥作用，白天让我们充满活力地投入工作，夜晚让我们能够放松身心、安然入睡。但在现代社会中，人们过于忙碌，交感神经长期占主导地位，相当于控制"活动"的开关一直处于开启状态。如果不开启副交感神经的开关，让人体切换到"休息模式"，高度紧张的神经状态就会一直持续，让我们虽然疲惫却又无法入睡，进而导致各种心理和身体疾病。

现代人想要保持交感神经与副交感神经的平衡，步行同样是一个有效的方式。步行是有科学依据的、调节自主神经平衡最好的运动方式。

自主神经的理想模式

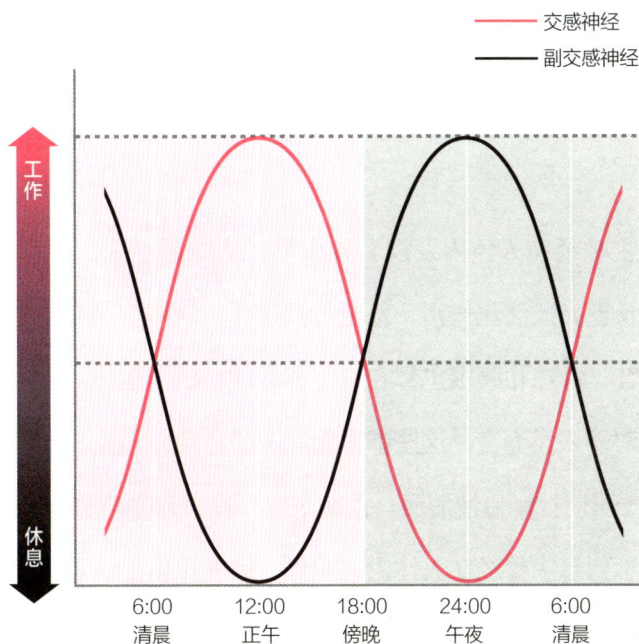

图例：
- 交感神经
- 副交感神经

纵轴：工作 / 休息

横轴：
| 6:00 清晨 | 12:00 正午 | 18:00 傍晚 | 24:00 午夜 | 6:00 清晨 |

白天交感神经活跃，夜间则由副交感神经占主导，让我们的身体进入休息模式，这样才能拥有良好的睡眠

调整这种波动的有效方式就是步行

4 低强度的运动能调节自主神经

与剧烈运动相比，步行等缓慢运动更有利于心理健康

自主神经在人体内发挥多种作用。从控制血压、心率、呼吸，到帮助肠胃完成消化作用，甚至包括排汗，这些都是自主神经的工作，肝脏、肾脏和胰腺也都在自主神经的协调下运作。

但对于人类而言，这些都是无意识的活动，无论我们再怎么努力，也不可能控制血液流动。也就是说，我们无法"锻炼自主神经"。我们看不到自主神经在人体内的工作，因此也就无法进行锻炼。不过，"自主神经紊乱"是可以被检查出来的[38]。

虽然无法用肉眼看到，但我们可以通过心率来观察。人们通常以为心脏的跳动非常规律，但事实上，即使是身体健康的人，心跳节奏也会有细微变化。心率随着呼吸而变化，因此很容易产生变动。

可如果发生自主神经紊乱，心率的变动幅度就会缩小。

日本大阪人类科学行动大学的研究团队正是利用这一现象，研究了运动强度与自主神经的关系[39]。该团队以19名身体健康者为研究对象，用健身房内常见的动感单车模拟缓慢运动与剧烈运动，然后分析研究对象的心率变化，研究交感神经与副交感神经的状态。

研究发现，缓慢强度低运动能够使副交感神经占主导地位，而且还能够改变心理状态，改善焦虑、紧张和抑郁情绪。更重要的是，研究发现，仅仅进行一次缓慢强度低运动，就能立刻产生效果。

您无须担心自己家里没有动感单车。

我向大家推荐的步行运动是任何人都能完成的一项缓慢强度低运动，不需要借助机器来调节运动强度，凭借自己的感觉就能保持合适的步行速度。

通常情况下，只有使用专用设备才能检查自主神经的状态，因此就算患者已经感觉到自主神经紊乱，也很难在临床上得到确认。

如果您不确定自己的自主神经是否紊乱，可以尝试步行运动。

自主神经被无意识支配，唯一一个能"有意识"控制自主神经的就是呼吸。

深呼吸可以让副交感神经占主导地位。

因此，作为呼吸内科的医生，我建议大家有意识地在步行时进行深呼吸，这种有氧运动可以有效调节自主神经。

日本心血管学会（JCS）建议，按照以下方法步行锻炼[40]。

①前程：缓慢步行，保持呼吸平稳
②中程：略微提速，提高呼吸节奏
③后程：缓慢步行，保持呼吸平稳

后程大概需要2~3分钟，让中程时变快的呼吸重新平稳下来，同时逐渐降低交感神经的活跃程度。

之所以需要在后程中放松，是为了预防运动后心率过缓（心率突然下降）和血压骤降，还可以逐渐激活副交感神经。

您可以先尝试一次，如果能够感受到切实的效果，可以长期坚持，并使之成为生活中的习惯。

每日10000步的
健康运动法则

治疗肠易激综合征

病因不明的腹泻、便秘、肠易激综合征都能通过步行得到治疗

在自主神经紊乱导致的各种小问题中，也许就隐藏着疾病的风险。如果您已经感到身体不适，不仅要定期复查，更要及时到医院就诊。

但有些时候，即使已经出现明显症状，依然无法查明病因。例如：

①经常腹泻或便秘

②经常腹胀或腹痛

③在路途中突然想去卫生间

如果有这些症状，为排除大肠癌、溃疡性结肠炎等疾病的可能，往往会做肠镜检查。若是检查后并未发现异常，便会诊断为肠易激综合征。

肠易激综合征的病因尚不明确，但一般认为与精神压力有关。

肠道在我们体内像蚯蚓一样蠕动，这种蠕动也由自主神经控制。当我们过于忙碌、压力增加时，交感神经一直处于活跃状态，自主神经就会失调，从而导致肠道蠕动紊乱，出现上述各种症状。

这时就需要通过步行来调节。我们的身体和心理都会在步行过程中焕然一新，压力也能得到纾解，这样一来，自主神经和肠道蠕动都能恢复正常。

如果您因为生活作息不规律而肠胃不适，一定要试试步行，也许一系列症状都能得到改善。有许多卧病在床的老人都会便秘，这也是因为他们无法行走，肠道缺乏蠕动，导致排便困难。

您看，这世界上有许多症状都能通过步行得到缓解。

治疗失眠

白天步行可以将血清素
转化为褪黑素

是因为压力太大而睡不着呢，还是因为难以入眠而压力倍增呢？

压力与失眠就像鸡与蛋的关系，而世界上有许多人都因 ==入睡困== ==难== 而饱受困扰。根据经济合作与发展组织（OECD，简称经合组织）发布的报告，日本人的睡眠时间在全球排名倒数第一。可以说， ==睡== ==眠时间不足== 已经成为日本的一种国民性疾病。

睡眠是让大脑休息的重要时间，如果缺乏睡眠，就会出现各种身体和心理疾病。如果您实在无法延长睡眠时间，至少要保证良好的睡眠质量。

想要提高睡眠质量，须做到两个要点。

①调节自主神经的平衡

忙碌了一天后，夜间切换到休息模式，让副交感神经占主导地位，这样才能睡得好。

②分泌褪黑素

褪黑素是人体自然生成的一种激素。白天在日照下，人体能够分泌被称为"幸福激素"的血清素，若能在15小时后将血清素转变为 ==“睡眠激素”褪黑素== ，就能安然入眠。

因此，我建议您在清晨或白天（有太阳时）步行运动，这样既能增加"幸福激素"血清素，又能帮助我们在夜间安眠，可谓是一举两得[41]。

睡眠时，褪黑素可以修复人体机能、增强免疫力，而且通过步行顺利入睡后，进入深度睡眠可以分泌生长激素。

生长激素分泌于生长期，用于构建人体骨骼和肌肉。虽然随着年龄增加，分泌的生长激素会逐渐减少，但并不会完全停止分泌，而是终身作用于人体的修复。因此，我建议您白天步行运动，成年后依旧努力增加生长激素的分泌。

治疗睡眠呼吸暂停综合征

我们再来谈谈睡眠的其他方面吧。

在我的诊所里，睡眠呼吸暂停综合征的患者越来越多。这是一种非常可怕的疾病，如字面意思，就是睡眠过程中呼吸会突然暂停。

患者会有几秒的窒息感，这时血液中的含氧量下降，患者会感到呼吸困难，严重时会从睡眠中醒来。如果夜间多次经历这个过程，睡眠质量一定会大打折扣，白天将困倦不堪、压力倍增。时间久了，人体激素和自主神经都会紊乱，心理健康也会受到影响，还可能因此变得肥胖、患上糖尿病。

此外，由于呼吸暂停时血液含氧量下降，更容易引发高血压、动脉硬化等疾病，血糖值和低密度脂蛋白会上升，突发心肌梗死和脑梗死的概率将增加2~4倍。有报告显示，患有中度至重度睡眠呼吸暂停综合征的人，如果不接受治疗，八年后的死亡率高达37%[42]。可以说这种疾病就像多米诺骨牌，会导致一连串其他疾病，甚至缩短人的寿命。

据推测，日本目前约有900万名睡眠呼吸暂停综合征患者[43]，但对于这种可能致死的可怕疾病，许多患者都认为"只不过是打呼噜而已"，并未给予足够的重视。

什么是睡眠呼吸暂停综合征？

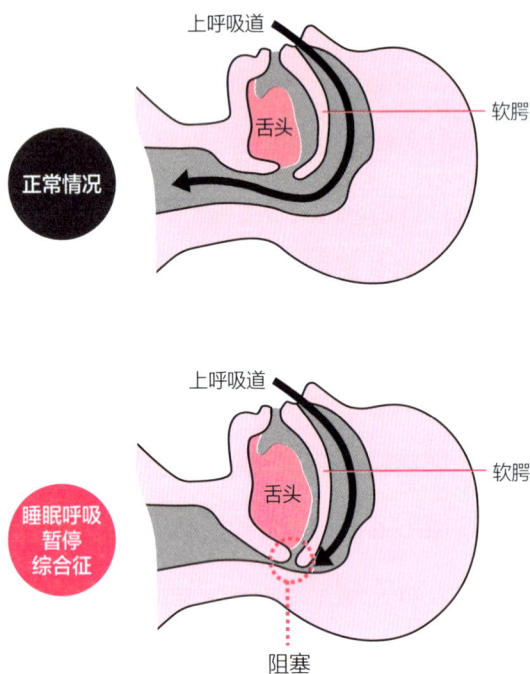

上呼吸道

舌头

软腭

正常情况

上呼吸道

舌头

软腭

睡眠呼吸暂停综合征

阻塞

原因			
颈部脂肪多	下颌短小	鼻中隔偏曲	软腭下垂
舌体肥大	鼻炎	扁桃体肿大	舌根后坠……

日本真正接受治疗的睡眠呼吸暂停综合征患者大概只有50万人。据统计，有6%~7%的老年人都患有睡眠呼吸暂停综合征。

在日本，三分之二的睡眠呼吸暂停综合征患者是由肥胖原因引起的，三分之一的患者是由下颌短小等非肥胖原因引起的。治疗方面，患者只能在睡眠时佩戴持续气道正压通气（CPAP）系统，这种设备能够起到扩大气道的作用，保证氧气进入。但由于该辅助系统覆盖了口鼻，且声音较大，因此有许多患者都表示，不到迫不得已不想借助这种方法来睡眠。

"大谷医生，我想和女朋友出去旅行，要是戴着CPAP出门，那也太……"听到一位30多岁的患者这样说后，我立刻向他推荐了步行运动。只要通过运动和控制饮食来改善代谢综合征，睡眠呼吸暂停综合征就能得到极大改善。

这位患者通过步行成功减重20千克。回到标准体重后，他的呼吸暂停症状也消失了。像这样通过步行摆脱疾病困扰的患者还有许多。

如果天生下颌短小，那很难通过这种方法改善症状。但如果是因为代谢综合征而引发的睡眠呼吸暂停综合征，请您务必尝试步行减重。我相信，运动减重后，您的失眠、自主神经紊乱都能得到解决。心态平复后，一定能拥有一场轻松愉快的旅行。

提高睡眠质量

您知道吗？睡眠质量是由每日步行的步数决定的。

日本大分大学以860人（平均年龄73岁）为研究对象，调查了每日步行步数与睡眠的关系，研究结论如下[44]。

- 每日步行步数与睡眠时间无关
- 每日步行步数与睡眠效率有关

睡眠效率的计算公式如下。

睡眠效率＝实际睡眠时间 ÷ 躺在床上的时间 × 100%

假如夜里12点躺在床上后立刻进入睡眠，到第二天早上7点闹钟响时才醒来，那么睡眠效率就是100%。

但如果晚上10点躺下，凌晨1点进入睡眠，第二天早上6点起床，实际睡眠时间只有5小时，那么睡眠效率就是63%。

随着年龄的增加，入睡可能会越来越困难，也可能夜间多次醒来，早上又早早醒来。但遗憾的是，根据大分大学的研究，增加步行数量并不能帮助我们延长睡眠时间。

不过研究表明，==每日步行步数越多，睡眠质量就越好==（睡眠效率高），而且步行步数多的人，夜间醒来的次数更少，白天睡觉的时间也更短。因此，大分大学得出结论，==步行有利于改善老年人的睡眠障碍==。

我询问患者身体状况时，无论男女老少，对方经常会说自己"睡不着"。

但也许是由于远程办公的原因，这些夜里睡不着的人往往在白天补觉。

"我看着电视，一不小心就睡着了，还睡了一个多小时……"

如果这种生活方式成为习惯，我们的身体节奏就会被打乱。

老年人之所以难以入睡，是因为随着年龄的增加，褪黑素的分泌量减少，这是再正常不过的自然规律。但如果白天睡上一小时，就会导致自主神经在白天时就切换到夜间的休息模式（副交感神经占主导地位），这样一来，谁也不可能在夜间快速入睡。

缩短午睡时间可以降低平均血压，还可以有效缓解疲劳、振作精神。根据大脑的休息情况，应该尽量将午睡时间控制在15~30分钟之间，其他时间建议您多到室外走一走。

每日行走步数与睡眠效率的关系

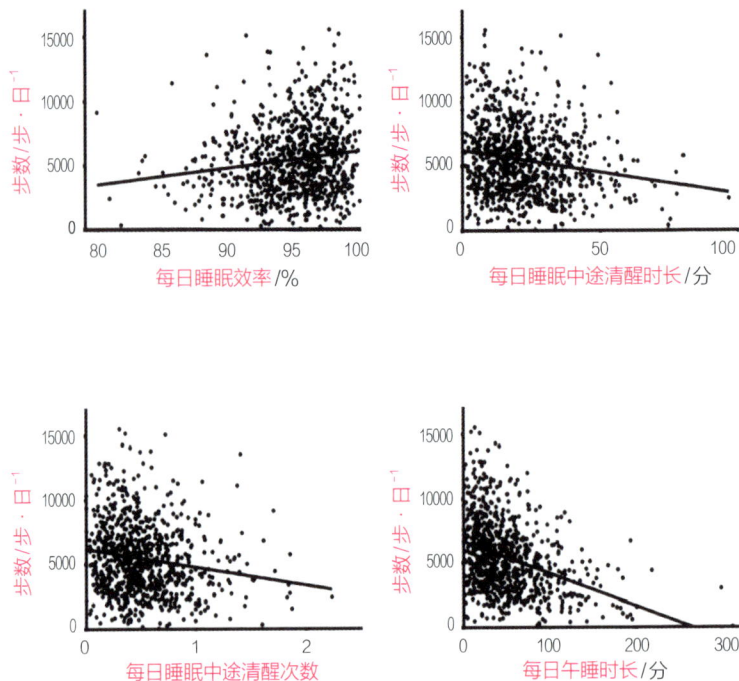

每日行走步数与睡眠时间无关，但与睡眠效率有关

数据来源：Kimura N, et al. Association between objectively measured walking steps and sleep in community-dwelling older adults: A prospective cohort study. PLoS One. 2020 Dec 14; 15(12): e0243910.

改善更年期抑郁症

各种小毛病都能通过
步行得到解决

40~50岁的女性经常会感到身体不适，这是受到女性激素（雌激素、孕酮）的影响。

据说，女性一生中激素的分泌量还不足一汤匙，但也正是这看上去微不足道的激素塑造了女性化的身体，让女性能够生育。女性激素不仅能够滋润女性的肌肤和头发，还可以保护骨骼，防止动脉硬化，抑制低密度脂蛋白的上升。

但遗憾的是，45岁以后女性激素的分泌量会逐渐减少。

构成女性激素的雌激素减少后，其对女性身体的保护作用将会减弱，而孕酮的减少则会增加女性的焦虑情绪。

不仅如此，女性激素的减少还会导致胰岛素异常、血糖值上升，而且，由于激素保护作用减弱，一般认为，女性比男性更容易患上阿尔茨海默病。

近年来，科学家发现，更年期时女性激素分泌量减少，与血清素水平下降有着密不可分的关系。被称为"幸福激素"的血清素减少，人体激素水平发生紊乱，这便是更年期抑郁症的成因。这的确是一个令人棘手的难题。

此外，大脑内血清素减少，也是更年期心理烦躁的原因。

社交恐惧症、强迫症、抑郁症、抑郁状态、经前焦虑症、产后抑郁症……这些都与血清素水平有关。

想要增加血清素，就要多晒太阳，这时，步行便登场了。坚持晒着太阳步行，有可能增加血清素。

为了补充不断减少的女性激素，可以通过步行来增加"幸福激素"血清素。这样能够调整心理状态。

美国预防医学协会曾发表过一篇澳大利亚研究团队的成果，其中指出，步行对更年期抑郁症同样有效[45]。

原本就有运动习惯的人患更年期抑郁症的概率更低，这已经是医学界的共识，但澳大利亚的这项研究发现，即使此前没有运动习惯，也可以通过步行来减缓症状。

美国加州大学旧金山分校的团队将有更年期尿失禁症状且尿失禁频率达到每周10次以上的30岁以上女性分为两组，一组实施"减量计划"，每周进行200分钟以上的步行运动，并将每日饮食的摄入热量控制在1200~1500千卡；另一组只要求减肥，在六个月内比较两组的身体情况[46]。

令人惊讶的是，与只要求减肥的第二组相比，实施步行等"减量计划"的第一组人群，其更年期潮热症状得到了很大程度的改善。

我再向大家介绍一个调查。美国最有名的医院之一——妙佑医疗国际曾分析更年期症状、睡眠呼吸暂停综合征、肥胖这三者之间的关系，发现患睡眠呼吸暂停综合征风险高的人群，**更年期指数比**其他人群高1.3倍[47]。

调查还发现，更年期指数高的人群，即使体型正常，患睡眠呼吸暂停综合征的风险也更高。与那些没有症状或只是轻度、中度症状的更年期患者相比，重度更年期症状患者的睡眠呼吸暂停综合征发病率高1.87倍。

据调查，睡眠呼吸暂停综合征患者的男女比例是3∶1，**但女性闭经后，孕酮减少将导致气道变窄，患睡眠呼吸暂停综合征的风险也会增加。**

更年期、睡眠呼吸暂停综合征、肥胖这三者之间的关系错综复杂，但无论您是想要改善更年期抑郁症、改善睡眠质量，还是单纯想降低体重，都应该尝试步行。

通过步行调整身心健康

最后我还想强调一点，如果是与雌激素相关的乳腺癌，每周步行3~5小时，能够让死亡率降低50%[48]。

步行能够解决更年期肥胖问题，还可以增加"幸福激素"，改善更年期抑郁症，可谓是一举两得的好办法。如果您总觉得身体不适或是焦虑不安，就赶快迈开腿走起来吧！

5 带上宠物狗一起步行
与宠物狗一起散步，可以激发爱情激素

在本章的最后，我想向大家介绍一个有趣的研究结论。

根据日本宠物食品协会的调查，截至2021年，日本共有710万只宠物狗、890万只宠物猫。饲养宠物不再是一时的社会风潮，而是逐渐成为我们日常生活的一部分。

日本麻布大学兽医学院的团队为了调查"饲养宠物是否能帮助人类保持良好的精神状态"，选取了"饲养宠物狗""饲养宠物猫""没有宠物"三种家庭，分别在家庭内的儿童10岁及12岁时调查儿童的心理健康程度[49]。

一般情况下，进入青春期后，随着内心感知力增强，心理健康评分会显著下降。但麻布大学的研究团队发现，唯独家里饲养了宠物狗的孩子没有明显变化。这是一项非常有趣的研究。

接下来，该团队又进一步研究了"为什么狗能使人类精神稳定"。他们请30组家庭带着各自的宠物狗来到实验室，活动30分钟后，调查其体内的催产素浓度[50]。这项实验及其结果发表在世界最高水

平的学术期刊《科学》（*Science*）上，在学术界引起了巨大轰动。

催产素也被称为"爱情激素""幸福激素"。当我们内心生发出"喜欢、疼爱、被治愈、感动、快乐"等情绪，或因感动而流泪时，体内就会分泌催产素。最近学界有许多与催产素有关的研究。例如科学家认为，哺乳的母亲与她怀里婴儿体内的催产素都会增加，因此催产素与身体接触密切相关。再比如，有报告称催产素可以控制食欲，因此人与人之间的感情也许能让人变瘦，这一报告同样引起了广泛讨论。

让我们再回到麻布大学的那项调查。根据30分钟的活动中宠物狗是否一直紧盯着主人，研究团队将30个家庭分成两类。研究发现，如果狗一直盯着主人，那么30分钟后主人和狗体内的催产素浓度都会上升。也就是说，狗的视线就像一把钥匙，当视线锁定在主人身上时，狗和主人体内都会分泌"爱情激素"，使双方都感受到无比的幸福。

研究团队又将这30组家庭分为两组，一组通过狗的鼻腔注入催产素，另一组则注入生理盐水，然后依旧请30组家庭与自己的狗玩耍。活动中，注入过催产素的母狗一直紧盯着主人，活动结束后进行尿检发现，母狗与主人体内的催产素浓度都明显上升。而注入催产素的公狗不会紧盯着主人，主人体内的催产素也没有发生变化。（多么有趣的研究啊！）

青春期少年幸福度与有无宠物的关系

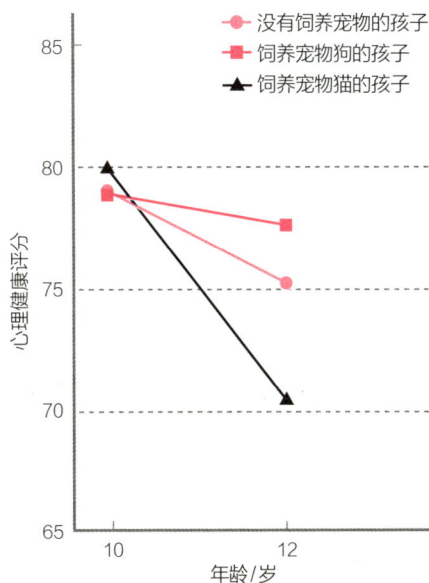

图例：
- 没有饲养宠物的孩子
- 饲养宠物狗的孩子
- 饲养宠物猫的孩子

（纵轴）心理健康评分：65、70、75、80、85
（横轴）年龄/岁：10、12

家中饲养宠物狗的孩子，即使年龄增长，心理健康评分也不会明显下降

数据来源：Endo K, et al. Dog and Cat Ownership Predicts Adolescents' Mental Well-Being: A Population-Based Longitudinal Study. Int J Environ Res Public Health. 2020 Jan 31; 17(3): 884.

介绍了这么多，我想告诉大家，独自一人步行有很多好处，但如果能带上您的爱犬（尤其是母狗），将会产生意料之外的连带效果。

　　与爱犬散步途中休息时，您可以与可爱的小狗对视，激发体内的"幸福激素"。这样您与您的爱犬都会感到幸福快乐。

　　据说，日本中老年男性是世界上最孤独的群体。根据日本内阁的调查，60岁以上的男性中有40%都自述"没有任何亲近的朋友"[51]。男性也面临着男性更年期的种种问题，因此我也建议男性朋友们带上自己的爱犬外出散步，这一定能让您收获极大的快乐。

每日10000步的
健康运动法则

第 3 章

步行能够锻炼大脑

提高创造力，防止认知障碍，步行的效果惊人

步行对大脑有效

您知道吗？步行不仅有利于身体和心理健康，还能够活跃大脑。**步行可以提高人的创造力，还具有预防认知障碍的效果。**

我曾经喜欢边游泳边思考问题，例如思考如何发表、撰写研究论文，如何搜集节目资料等。

最近我用步行代替了游泳。在步行过程中我切实感受到，**步行或许能够提高创造力、激发灵感。**

也许是因为路边的风景总是在变化，也许是因为进行了有节奏的有氧运动，我总能感觉到**一个个想法不断浮现在我的脑海里**。

我的恩师吉泽靖之先生是日本东京医科大学前校长，他曾经爱好壁球，但也在48岁时改为步行运动。

清晨6点的永田路上，经常能看到国会议员们散步的身影。

众所周知，史蒂夫·乔布斯和马克·扎克伯格都举行过"**步行会议**"，《瓦尔登湖》的作者亨利·戴维·梭罗也经常在步行时获得写作的灵感。

有些人只是单纯散步，但也有人和我一样，喜欢步行时思考问题。我想，应该有很多人都与我有同感：步行不仅能够帮助我们改善心情，还能带来新的想法。

但作为一名医生，我不能因为自己一个人的感受，就断言"步行能激发灵感"。因此我查阅了资料，找到了很多证实步行对大脑有激发作用的科学依据。

更让人惊讶的是，步行除了有"进攻效果"，能够帮助人提高创造力、激发灵感，还有预防认知障碍的"防守效果"，这正是老龄化社会需要的效果。在第3章中，我将以这两方面为中心，向大家进一步介绍"万能药"——步行产生的更多效果。

提高创造力，防止认知障碍，步行的效果惊人

1 "步行会议"激发灵感
世界各地的上班族都开始步行

目前，世界各地的研究者都在关注步行与大脑活动的关系。

日本NHK电视台的BS频道曾于2021年播放过一档德国制作的节目，名为"步行的科学"。该节目还邀请了科学家到场，其中，来自德国神经退行性疾病中心、德累斯顿的神经遗传学专家格尔德·肯伯曼博士指出，大脑活动具有节奏。如果我们能够有规律地锻炼身体，这种节奏性就能够激活大脑。因此，格尔德·肯伯曼博士强调，步行是激活大脑的有效方式。

此外，日本电气通信大学也发表研究结果，称步行会议能够激发灵感，使讨论更加激烈[52]。

丹麦的研究也表明，为了减少久坐时间，应该让员工们站着开会，员工们也纷纷表示，这种方法有利于激发新的想法[53]。

2 步行能够预防认知障碍
每天步行1小时，预防两种认知疾病

根据日本厚生劳动省的统计，日本65岁以上的认知障碍症患者大约有600万人（截至2020年）。

据预测，到2025年，日本每5个老年人中便有一人患认知障碍，这绝不是与我们无关的病症。因此，下面这个调查值得重视。

日本东北大学以6900名65岁以上的老年人为对象，首先询问了调查对象平日的步行时长，根据回答情况将研究对象分为"每天不足30分钟""每天30~60分钟""每天60分钟以上"三组，并在六年间进行跟踪调查。

调查发现，步行时长达到"每天60分钟以上"的老年人，比"每天不足30分钟"的群体患认知障碍的风险低28%[54]。

认知障碍大概有四种，最常见的是阿尔茨海默病（约70%）和血管性痴呆（约20%）[55]。

提高创造力，防止认知障碍，步行的效果惊人

认知障碍的类型

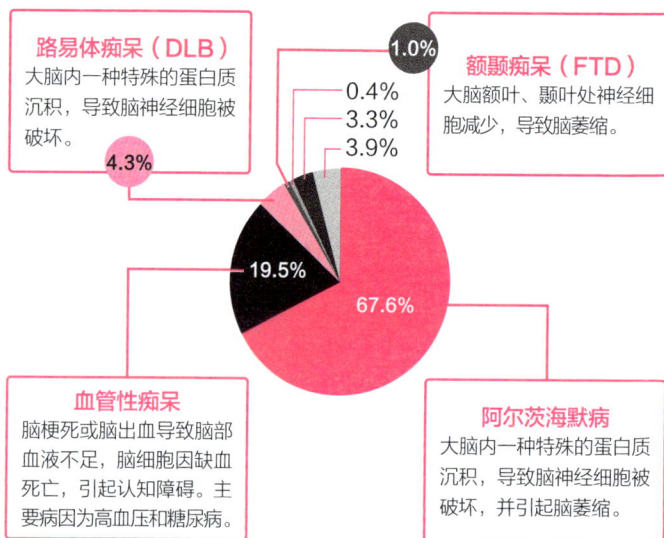

路易体痴呆（DLB）
大脑内一种特殊的蛋白质沉积，导致脑神经细胞被破坏。

4.3%

1.0%

0.4%
3.3%
3.9%

额颞痴呆（FTD）
大脑额叶、颞叶处神经细胞减少，导致脑萎缩。

19.5%

67.6%

血管性痴呆
脑梗死或脑出血导致脑部血液不足，脑细胞因缺血死亡，引起认知障碍。主要病因为高血压和糖尿病。

阿尔茨海默病
大脑内一种特殊的蛋白质沉积，导致脑神经细胞被破坏，并引起脑萎缩。

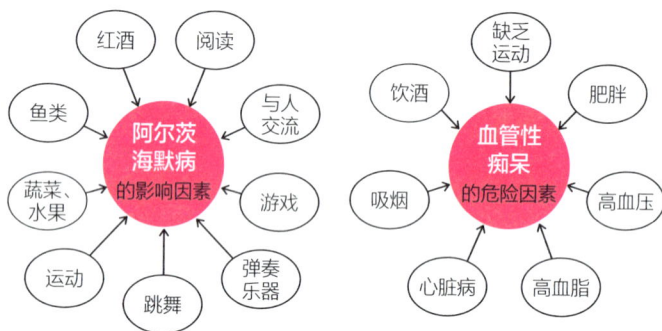

红酒　阅读

鱼类

阿尔茨海默病
的影响因素

与人交流

蔬菜、水果

游戏

运动

跳舞

弹奏乐器

缺乏运动

饮酒

肥胖

血管性痴呆
的危险因素

吸烟

高血压

心脏病

高血脂

数据来源：認知症予防・支援**マニュアル**．tp0501-1h_0001.pdf.

四种认知障碍中，阿尔茨海默病的数量最多。阿尔茨海默病主要受遗传和环境的影响，但一般认为发病<mark>与生活习惯、饮食习惯和睡眠相关</mark>。

预防血管性痴呆需要预防脑梗死，保持健康的饮食习惯和运动习惯，避免患上生活方式病。

也就是说，<mark>预防生活方式病</mark>是预防各种认知障碍的关键。

因此，我向大家推荐步行运动。

根据病人的状态，内科医生一般会先使用"<mark>长谷川式简易智力评估量表</mark>"，对认知障碍的可能性进行测试。如果在量表检查中发现问题，我们会介绍患者前往神经内科进一步检查。但最重要的还是每天积极步行锻炼，预防各种生活方式病，保持良好的睡眠，这些都<mark>有助于</mark>预防认知障碍。

修订版 长谷川式简易智力评估量表

检查日期	年 月 日					医生姓名		
姓名	出生日期	年	月	日			年龄	岁
性别 男/女	受教育年限	年		检查地点				
诊断		备注						

1	您的年龄?（与实际年龄相差正负2岁内皆视作正确）			0　1
2	今天是哪年？几月几日？星期几？ （每项回答正确后各计1分）	年		0　1
		月		0　1
		日		0　1
		星期几		0　1
3	我们现在在什么地方？ （若能主动回答正确计2分。若不能，则在五秒后请患者在"家""医院""其他设施"中选择，选择正确计1分。）			0　1　2
4	接下来我要说三个词，请您记住，过一段时间请您复述。 （在下面两组中任选其一，并画圈标记。） 1. a樱花　b猫　c电车　2. a梅花　b狗　c自行车			0　1
				0　1
				0　1
5	不断用100减去7，请您回答结果。（100减7是 多少？再减7是多少？回答错误后停止此题。）	(93)		0　1
		(86)		0　1
6	我接下来会说一组数字，请您倒序复述出来。 （6-8-2，3-5-2-9，若失败则停止此题。）	2-8-9 9-2-5-3		
7	请您复述刚才请您记住的三个词。 （若能主动回答正确，计2分。若不能，则给出如下提示，回答正确后计1分。）　　a植物　b动物　c交通工具			a: 0　1　2 b: 0　1　2 c: 0　1　2
8	接下来我将向您展示五种物品，展示完毕后会收起这五种物品，请您复述物品名称。 （钟表、钥匙、香烟、笔、硬币等，务必保证这五种物品之间并无关联。）			0　1　2 3　4　5
9	请您尽可能多地列举蔬菜名称。（将患者回答的蔬菜名称计入右栏。若等待十秒后仍答不出新的蔬菜，则停止此题。） 0~5个=0分　6个=1分　7个=2分　8个=3分 9个=4分　10个=5分			0　1　2 3　4　5
10	累计得分			

若九道题全部答对，累计得分应为30分。
若得分低于20分，怀疑认知能力低下（疑似认知障碍）。

每日10000步的
健康运动法则

3 步行是一项多任务处理运动
步行可以激活大脑皮层中的运动区域

进行步行运动时关键的一点在于，附近是否有适合步行的街道。

汽车川流不息的主干道、自行车风驰电掣的窄胡同，这些街道会让我们失去步行的兴致。

这种情况下，老年人不仅变得"懒得"出门，恐怕都"不敢"出门了。

日本东京医科齿科大学与千叶大学的研究团队进行了一项有趣的研究，他们以76000名65岁以上老年人为对象，在三年时间内，分析了住所附近便道面积的比例与认知障碍发病率之间的关系[56][57]。

研究发现，住所附近便道面积比例高的老年人，认知障碍发病率大约减少了50%。

也就是说，一个方便步行的环境有利于预防认知障碍。

如果您生活在繁华的大城市，住所附近的便道比较少，那么我建议您尽量寻找一些安全的便道进行步行运动。

假如您要去超市购物，与其选择不远处车站旁的超市，不如稍微绕一点路，寻找一个在安全便道附近的超市，然后在超市附近步行运动。

如果我们按照居住地区的城市化程度（城市/农村）进行分析，会发现只有在城市里，认知障碍的发病率才与便道面积比例有关。

这或许是因为农村的车辆较少，即使没有修建专门的便道，依然留有大量便于行人行走的道路，所以农村中认知障碍发病率与便道面积的相关性没有城市里那么高。

至于步行时遇到的障碍物，日本NHK电视台BS频道的"步行的科学"节目中，向观众们介绍了一项德国开姆尼茨工业大学进行的实验。

在实验中，被试者在实验室的跑步机上步行，实验室内的大屏幕上会显示前方的车辆，以及突然跑出来的儿童，以此模拟有障碍物情况下的步行运动。被试者需要一边躲避一边向前步行，而研究者则分析人在躲避时的大脑活动。

此外，实验还让被试者一边步行一边出声朗读手机里的新闻，研究这种情况下的大脑活动情况。

便道比例高，认知障碍的发病率减半

什么是便道面积？

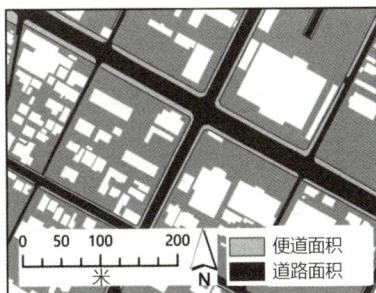

便道面积
道路面积

便道面积比例与认知障碍的发病率

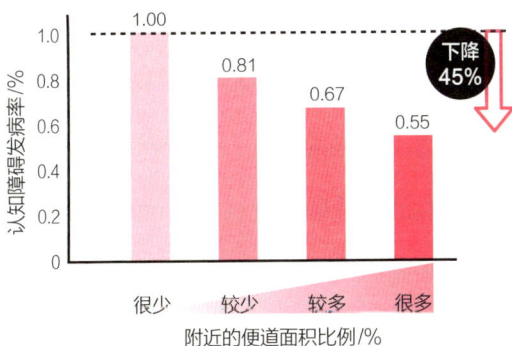

下降
45%

认知障碍发病率/%

很少　较少　较多　很多

附近的便道面积比例/%

在城市里，便道面积的比例越高，患认知障碍的风险就越低

数据来源：東京医科歯科大学、千葉大学 報道発表 Press Release No: 260-20-51. 20210310walk.pdf.

实验目的是探究步行过程中处理多项任务时，大脑会如何活动。

实验发现，无论哪种情况，==大脑皮层都更加活跃，能够接受更多的外界刺激==。

年龄增加后，我们同时处理多项任务的能力会逐渐下降。

由于长期保持坐着的姿势，大脑不需要思考下一个动作是什么。但在步行时，我们会遇到各种各样的障碍，必须随之改变自己的姿势、活动自己的肌肉，这样才能让大脑重新忙碌起来。

换言之，步行能让我们的身体同时处理多项任务。

因此，研究者认为，==步行这项运动本身就能给大脑提供足够的刺激，锻炼我们处理多项任务的能力，激活我们的大脑==。

虽然学界还未得出最终的结论，但步行运动属于复杂运动，能够刺激大脑，这一点已经毋庸置疑，我自己也有切身的体会。让我们一起期待后续的研究成果吧。

创造力提高60%

2014年，美国斯坦福大学曾以48名学生为研究对象，进行过一项关于创造力与大脑的研究[58]。在这里我想向大家介绍其中的四个实验。

第一项实验给学生们提出了两类问题，分别是需要运用数学思维求出正解的题目，以及需要发挥创造力解决的题目。学生们先被要求在空无一物的房间里静坐解题，再在房间内一边步行一边解题（利用跑步机）。研究团队分别比较了这两种情况下的分数（实验1）。

结果发现，对于那些创造性题目，一边步行一边解题时，有81%的学生得分上升，且平均上涨60%。

而对于那些只有唯一解、需要运用数学思维求得正确答案的题目，一边步行一边解题时，虽然有23%的学生分数上升，但如果计算平均分，则是静坐解题时得分更高。

坐着解题和步行解题两种状态下,"创造力思维题目"与 "数学思维题目"得分比较

创造性题目和只有唯一解的题目,在这种状态下作答(都在室内进行)
坐在室内答题→在室内利用跑步机边步行边答题

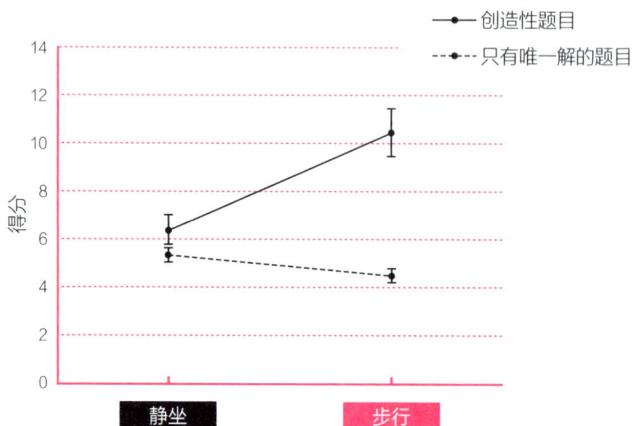

对于需要发挥创造力的题目,步行状态下得分更高

对于需要求出正解的题目,静坐状态下得分更高

数据来源:Oppezzo M, et al. Give Your Ideas Some Legs: The Positive Effect of Walking on Creative Thinking. J Exp Psychol Learn Mem Cogn 2014 Jul; 40(4): 1142-52.

在第二个实验中，学生们都在室内，以三种状态完成创造性题目。这三种状态分别是"静坐→静坐""静坐→室内步行（利用跑步机）"和"室内步行（利用跑步机）→静坐"。实验结束后，统计不同状态下的得分（实验2）。

①静坐→静坐：得分始终较低

②静坐→室内步行（利用跑步机）：步行时分数提高

③室内步行（利用跑步机）→静坐：步行时分数最高，静坐后分数（虽没有步行状态时的分数高）依然保持较高水平

由此可见，步行可以提高人的创造力，而且这种效果在步行结束后依然持续。

静坐与步行，两种状态转换时创造力有何变化？

实验2

在这三种状态下完成创造性题目（都在室内进行）

①静坐→静坐

②静坐→室内步行（利用跑步机）

③室内步行（利用跑步机）→静坐

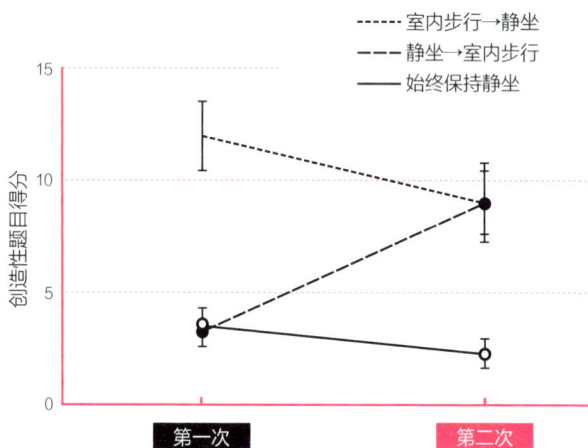

- - - - - 室内步行→静坐
- - - - 静坐→室内步行
———— 始终保持静坐

创造性题目得分

第一次　　　第二次

步行可以提高创造力

数据来源：Oppezzo M, et al. Give Your Ideas Some Legs: The Positive Effect of Walking on Creative Thinking. J Exp Psychol Learn Mem Cogn 2014 Jul; 40(4): 1142-52.

持续发挥创造力

步行结束后，高创造
力仍可维持16分钟

斯坦福大学的这项实验非常有趣，我们再来看看改变场所实验（实验3）。

学生们先是在空无一物的房间内完成创造性题目，再移动到其他房间，在那里保持静坐，依然完成创造性题目。

实验结果如何呢？有趣的是，即使换到其他房间，如果依然是静坐状态，那么创造性题目的分数不会上升。

"在办公室没有思路，干脆到咖啡店里办公吧。"我想可能有很多上班族会这样做。远程办公时，在家里工作不下去，就抱着东西跑到附近的咖啡店，我想很多读者都有过这样的经历。

但这项实验告诉我们，如果一直坐着，就算换一个场所，也同样无法激发我们的创造力。

那么，如果到其他场所步行，效果会如何呢？学生们先在室内静坐回答创造性题目，再走出房间，到校园内提前计划好的路上步行，步行过程中思考创造性题目。

这项实验与实验2中的第②组类似，但实验目的是验证室外步行是否与室内步行具有相同的效果。该实验结果与实验2相同，步行状态下创造性题目的分数提高了，说明无论在室内还是室外，步行都可以提高创造力。

如果让学生们在校园内（室外）步行后，再回到室内静坐答题，结果又会如何呢？

这非常接近上班族的情况：走出办公室，边走边思考问题，然后回到座位，继续思考和完善刚才的想法。

实验发现，步行中提高的创造力，在坐下后依然能够得到保持，而且这种高度的创造力至少能持续16分钟。

这对于久坐的上班族来说是一个好消息。

在外面走一走、想一想，再回到自己的座位上，利用"高度创造力的16分钟"扩充自己的思路。这样一来，一定会产生许多巧妙的想法。

虽然步行会议中无法记笔记、不能看计算机和资料，但回到座位后可以最大限度地利用那"黄金16分钟"。

到公司外聊天、散步、购物，返回座位后，我们往往放松休息，或是与家人、同事闲谈。但根据这项实验结果来看，若想提高创造力，我们应该改变步行后的行为。

每日10000步的
健康运动法则

此外，实验还发现，结束室外步行之后，继续进行室外步行的人，创造性题目的分数可以一直保持在很高的水平。这说明第二次步行后，室外步行提高创造力的效果不会减弱。

我们再来看看最后一个实验（实验4）。

这项实验的目的是考察室内与室外、静坐与步行这些状态改变时，创造力是否会随之变化。

【室内实验】

①静坐状态下回答创造性题目

②室内步行（利用跑步机）状态下回答题目

【室外实验】

③坐在轮椅上移动答题

④在室外步行状态下答题

改变场所后，创造力有何变化？

实验3

在这四种状态下完成创造性题目。

①室内静坐→室内静坐

②室内静坐→室外步行

③室外步行→室内静坐

④室外步行→室外步行

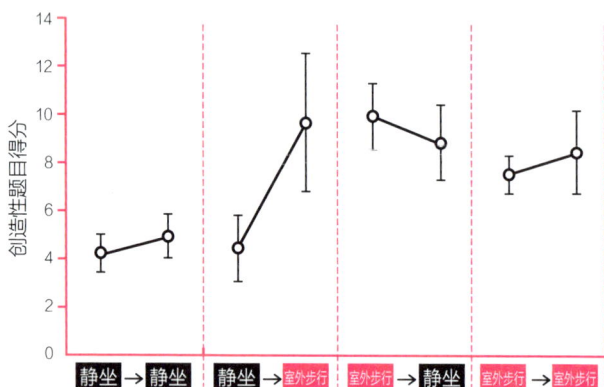

创造性题目得分

静坐 → 静坐　　静坐 → 室外步行　　室外步行 → 静坐　　室外步行 → 室外步行

与室内步行相同，室外步行也能提高创造力

步行后静坐，高度创造力能够持续16分钟

数据来源：Oppezzo M, et al. Give Your Ideas Some Legs: The Positive Effect of Walking on Creative Thinking. J Exp Psychol Learn Mem Cogn 2014 Jul; 40(4): 1142-52.

室内和室外，创造力有何变化？

实验4

在这四种状态下完成创造性题目。

①室内静坐

②室内步行（利用跑步机）

③室外坐在轮椅上移动

④室外步行

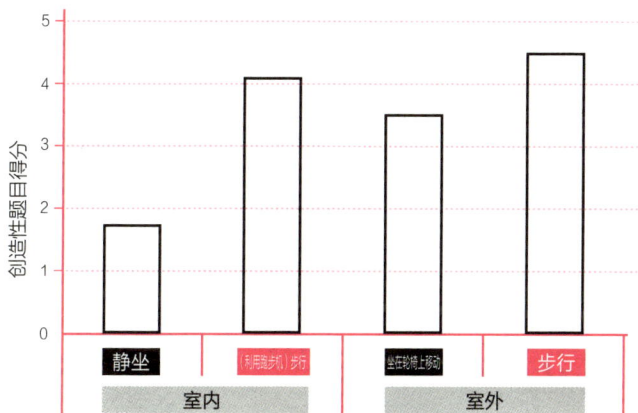

静坐	[利用跑步机]步行	坐在轮椅上移动	步行
室内		室外	

纵轴：创造性题目得分（0~5）

最能提高创造力的是"室外步行"

数据来源：Oppezzo M, et al. Give Your Ideas Some Legs: The Positive Effect of Walking on Creative Thinking. J Exp Psychol Learn Mem Cogn 2014 Jul; 40(4): 1142-52.

实验发现，在室外步行状态下，创造性题目的得分最高。

根据以上四个实验可以得知，步行能够提高创造力，而最有效的是室外步行。

不过，无论是否有室外的刺激，步行都能够激发我们的创造力。因此最终的结论是，如果想要提高创造力，在室外步行是最佳选择，但如果是不宜外出的酷暑天或阴雨天，在室内步行也能获得足够的效果。

天气不好的时候，可以到地铁站的购物区逛一逛，或是到健身房里步行。如果您想提高自己的创造力，就先迈开腿走起来吧，这比其他任何条件都重要。

我在查阅英语论文撰写这本书稿时，每当思路受阻，就会到外面散步。本书的框架就是在某个星期日的傍晚，我外出步行、身心放松时完成的。

增强毅力

欲成事，不仅要有出色的创造力，还需要持之以恒的精神。

先立下目标，再坚持做下去。

只有这样才能有所收获。

但从小孩成长为大人，有太多人缺乏毅力，或是做什么事很快就厌烦，或是中途放弃，又或是被焦虑打倒。"我为什么坚持不下去呢？"恐怕有很多人都有这样的困惑。

我想向大家介绍一个实验，这项实验向我们指出，白天步行或许可以增强毅力。

日本庆应义塾大学医学部精神、神经科学专业的研究团队曾用小鼠进行过一项有关毅力的实验[59][60]。在这项实验中，研究团队先让小鼠保持饥饿，使小鼠拥有强烈的进食欲望。然后让小鼠反复体验，只要在限定时间内按下X次操作杆，就能得到食物，从而让小鼠习得"坚持按下操作杆就能有食物"这一行为逻辑。

那么，饥肠辘辘的小鼠毅力如何？能够连续按下多少次操作杆呢？

实验发现，如果在限定时间内按下5次操作杆即可得到食物，小鼠的成功率高达95%，如果要求按下10次才有食物，成功率降至73%，如果要求按下20次，成功率则仅有50%。也就是说，==当要求提高时，小鼠和人类一样，感到厌倦而放弃的可能性大幅增加==。

接下来，研究团队又使用了经过基因编辑的小鼠，研究==焦虑与毅力的关系==。这些小鼠经过基因编辑后，腹侧海马（大脑中感知焦虑的部位）活跃时会发光。

连续按动5次操作杆，成功得到食物时，小鼠的腹侧海马处于被抑制状态，说明小鼠毫无焦虑，能够坚持完成任务。而那些没能坚持按动20次的小鼠，腹侧海马则处于活跃状态。也许它们觉得这样下去得不到食物，于是==变得焦虑，最终放弃了尝试==。

研究团队又准备了另一组小鼠，人工激活这组小鼠的腹侧海马，使它们一直处于焦虑不安的状态。结果，即使是成功率高达95%的"5次按动"实验，这群小鼠都没能完全成功，成功率下降到80%。

根据这些实验我们可以清楚地看到，==焦虑心情会导致我们缺乏毅力==。

当小鼠感到焦虑时，腹侧海马会处于活跃状态。而 "幸福激素" 血清素可以抑制腹侧海马的活动。

事实上，研究团队在实验中也发现，小鼠按动操作杆时血清素能神经被激活，而其分泌的血清素有效抑制了腹侧海马的活动。这证明分泌血清素可以缓解焦虑，进而增强毅力。

至于如何分泌血清素，又回到我们反复强调的步行运动上。在前文中已经向大家介绍过，白天在阳光下步行可以促进血清素的分泌。如此一来，通过步行增加体内的血清素，能够抑制焦虑，有可能增强毅力。

曾在日本TBS电视台周日剧场放映的电视剧《龙樱》火爆海内外，剧中阿部宽饰演的老师命令那些想考入东京大学的学生，在室外阳光下边走路边背诵英语和历史知识。这种练习方法的依据便是步行学习能够提高效率。在阳光下步行背书，可以促进血清素的分泌，从而增强学习的毅力。《龙樱》里的学生们带着热情与执着学习，一定能够考取理想的大学。

提高创造力，防止认知障碍，步行的效果惊人

血清素能够抑制焦虑、增强毅力

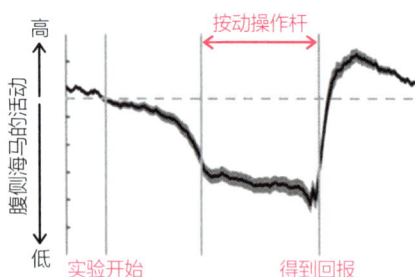

焦虑情绪低时，拥有持续按动操作杆的毅力

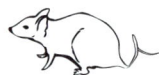

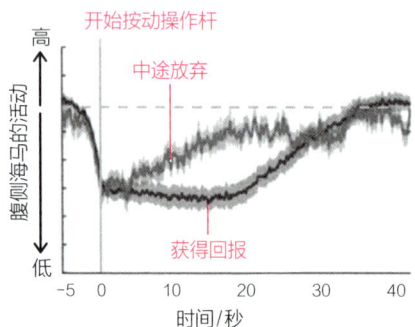

等待时间延长，焦虑情绪升高，失去持续按动操作杆的毅力，中途放弃

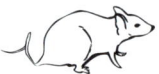

如果想要拥有坚持到底的毅力，就需要血清素来抑制焦虑情绪

数据来源：慶應義塾大学　プレスリリース 「根気」(こんき) を生み出す脳内メカニズムの発見 |粘り強さは海馬とセロトニンが制御する|. 190416-1.pdf.

在阳光下步行，可以促进血清素的分泌，从而减少焦虑情绪，拥有坚持到底的毅力

每日 10000 步的
健康运动法则

提高记忆力

"最近，我对自己的记忆力失去信心了。"我经常听到有人这样说。

如果您也有这种情况，我想向您推荐一篇论文。北京大学的研究团队分析了截至2019年的73篇论文，调查了5600名轻度认知障碍（MCI）或认知障碍患者采取运动疗法的效果[61]。

由于研究对象超过5000人，涉及的运动类型自然是多种多样，但该研究吸引我的一项结论是，肌肉训练能够提高记忆力。

研究者称，对于轻度认知障碍患者来说，肌肉训练尤为有效。

虽然过量的肌肉训练会产生相反的效果（见本书第7页），但根据北京大学的研究结论，如果在步行前后配合适度的肌肉训练，也许会达到1+1＞2的效果。

认知障碍与运动疗法的关系

运动类型			
有氧运动	**抗阻运动**	**平衡性运动**	**身心运动**
步行	哑铃	提踵	瑜伽
跑步	深蹲	缓缓落下脚跟	舞蹈
骑行	平板支撑		广播体操
			太极拳
综合性运动			
有氧运动、抗阻运动、平衡性运动相结合			

※北京大学的研究团队分析了截至2019年的73篇论文，调查了5600名轻度认知障碍或认知障碍患者采取运动疗法的效果。

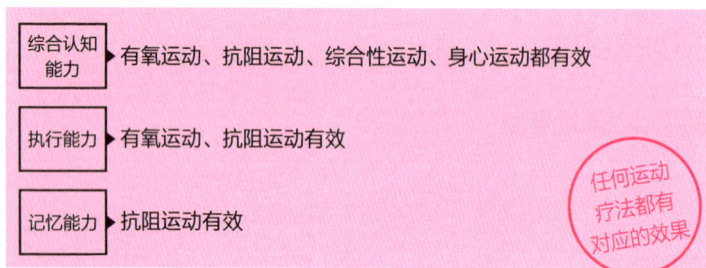

综合认知能力	▶ 有氧运动、抗阻运动、综合性运动、身心运动都有效
执行能力	▶ 有氧运动、抗阻运动有效
记忆能力	▶ 抗阻运动有效

任何运动疗法都有对应的效果

数据来源：Huang X, et al. Comparative efficacy of various exercise interventions on cognitive function in patients with mild cognitive impairment or dementia: A systematic review and network meta-analysis. J Sport Health Sci. 2022 Mar; 11(2): 212-223.

预防认知障碍和轻度认知障碍

每周步行两次以上，患认知障碍的风险减半

轻度运动能够预防认知障碍，这项研究已经发表在世界五大医学期刊之一的 *Science* 上。

位于瑞典斯德哥尔摩的卡罗林斯卡学院曾进行过一项长达20年的跟踪研究，这项研究调查了1450名中老年人的生活情况，发现每周进行两次以上步行等轻度运动，能够将认知障碍的发病率降低50%[62]。

健康与认知障碍之间还存在轻度认知障碍这种状态。

轻度认知障碍会让人焦虑不安，但又不至于影响正常生活，因此很难发现。但50%的轻度认知障碍患者都会在五年内发展为认知障碍，因此我们绝不能掉以轻心[63]。

"我会一直停留在轻度认知障碍阶段吗？还是会发展成认知障碍呢？"

病情进一步发展的概率是50%，至于向哪个方向发展，涉及非常复杂的因素，不能简单断言。但科学研究表明，步行和饮食能够改善认知障碍。

提高创造力，防止认知障碍，步行的效果惊人

美国北卡罗来纳州杜克大学的研究团队以160名平均年龄为65岁的轻度认知障碍患者为研究对象，在六个月时间内分别实施运动疗法和饮食疗法[64]。

这160名研究对象都有以下特征：经常久坐、轻度认知能力低下（未达到认知障碍）、有心脑血管疾病风险（高血压、糖尿病、高血脂）。

结果如第106页的图所示。

进行有氧运动后，研究对象的执行能力明显改善，而将有氧运动和饮食疗法相结合的小组改善最明显。执行能力低下是阿尔茨海默病的典型症状，而阿尔茨海默病的患者数量又是四种认知障碍中最多的。执行力具体体现为：有序地做饭、在预算内完成购物、洗衣服时将黑白衣物分开、按照说明书使用各种产品等。

根据这项实验结果可以发现，有氧运动与饮食疗法相结合的治疗方法对于轻度认知障碍非常有效。有研究报告称，代谢综合征会增加患认知障碍的风险，如果您对此抱有担忧，可以尝试步行运动，并配合饮食疗法[65]。

此外，那些没有患上轻度认知障碍，但担心自己的认知能力的人，在进行六个月的步行后，认知能力也得到了明显提高。

每日10000步的
健康运动法则

加拿大卡尔加里大学以200名无运动习惯的健康中老年人为研究对象，在六个月内让他们每周进行三次20~40分钟的步行运动。结果发现，研究对象的 ==认知能力、脑部血流状态和脑血管功能都得到了改善==[66]。

如果您担心家人患上认知障碍，可以与家人一起步行。这样既能预防和改善认知障碍，又能缓解代谢综合征。

提高创造力，防止认知障碍，步行的效果惊人

轻度认知障碍可以通过步行与饮食疗法得到改善

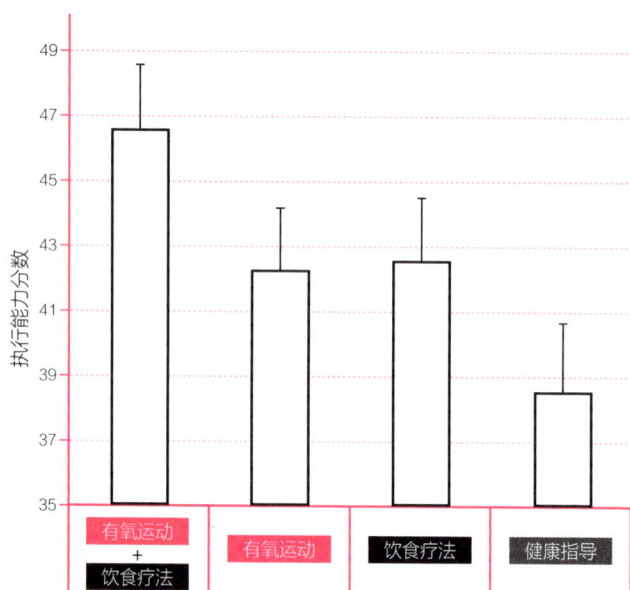

※有氧运动频率为每周三次，在10分钟步行热身后，进行35分钟的步行或骑行。

有氧运动与饮食疗法相结合，可以高效地改善轻度认知障碍患者的执行能力

数据来源：Blumenthal JA, et al. Lifestyle and Neurocognition in Older Adults With Cognitive Impairment. Neurology. 2019 Jan 15; 92(3): e212–e223.

第 **4** 章

有利于心理和身体的
"大谷式步行法"

基于大量数据得出的高效步行方法

"大谷式步行法"是什么

> 关于步行，有人说"必须走10000步"，也有人说"不能走10000步"，到底哪种说法才是正确的？本小节将以大量科学研究为依据，向您介绍效果最好的"正确步行方法"，我将其命名为"大谷式步行法"。

据统计，日本共有4900万名步行爱好者。

正在进行步行锻炼的朋友，相信已经感受到了步行的效果，不过即使您没有专门进行步行运动，平日里也走了不少。

据统计，日本男性平均每日的步行步数是8200步，女性是7300步。

本书为大家设立的目标是"日行万步"，因此其实大家只需在日常生活中有意识地多走一点，就能轻松达到这个目标。

如果您已经有步行运动的习惯，今后可以将我的"大谷式步行法"作为参照，继续坚持下去。既然您能够养成习惯，就说明这种运动方式适合您。

而如果您还未养成这种习惯，请您务必先试一试。科学研究已经证实，步行一次就足以产生效果。您可以按照我的方法试一次，体验一下步行后轻松愉快的心情。我相信，总有一天您会将步行作为生活习惯，每日都拥有这样愉悦的体验。

大谷式步行法的目标是，让每个人都能毫无负担地开始步行，并使步行成为一种习惯。

如果您想在周末多走一些，可以准备专用的运动鞋，但平时不必过于在意着装，只要服装和鞋子舒适就足够了。我甚至经常穿着皮靴或凉鞋步行。

不要过于注重外在的形式，最重要的是真正迈开腿。只要您开始步行，就一定会看到效果。

1 不必一口气走完10000步
3000+3000+4000也可以

走完10000步需要多长时间？慢速走大概需要100分钟，快速走大概需要70分钟。

如果一口气走完10000步，那么要耗费一定的时间，称得上是一项实实在在的"运动"。

但现如今，大家的生活都非常忙碌，想要拿出完整的一个半小时用来运动，恐怕没那么简单。

即使每个月给健身房交成百上千的费用，想借此强制自己运动，我想依然有很多人坚持不下去。这样一来，如果再不通过步行来运动，那么就一点运动时间都没有了。

再帮大家回顾一下前文的内容：成年男性每日平均摄入的热量为2200千卡，而平均消耗的热量只有1900千卡。

如果疏于运动，每天都会有300千卡的热量堆积在体内。

300千卡相当于两碗米饭或者两片面包的热量。长此以往，体重一定会逐渐增加，各种各样的疾病也就出现了。

因此，<mark>为了消耗这300千卡的热量，每天步行10000步非常重要</mark>。

不过大家一定会有一个疑问：<mark>必须一口气走完这10000步才行吗？</mark>

假如：

早晨，上班走3000步；

中午，去吃午饭走2000步；

工作中交接事务走2000步；

晚上，下班走3000步。

这样也能达到日行万步的效果吗？

我想告诉大家，<mark>把10000步分成几部分，这种零碎的步行方式仍具有效果</mark>。

以前曾有人说，有氧运动必须坚持20分钟以上，否则就毫无意义，但现如今我们已经发现，<mark>分几次完成运动依然有效</mark>。

美国得克萨斯州库珀诊所有氧健身操研究中心的团队曾进行过

一项调查。他们以240名参加健身计划的人为研究对象，对比分析了进行零碎运动与在健身房进行20~60分钟完整运动的效果。结果发现，零碎运动也具有增强体力、增强心肺功能、降低血压的效果[67]。

美国乔治·华盛顿大学的研究团队还研究了零碎运动与血糖之间的关系。

研究对象被分为三组，用不同的方式进行步行运动，分别是"上午10:30起步行45分钟""下午4:30起步行45分钟"和"每餐后步行15分钟，每天三次"。研究发现，上午步行45分钟和每餐后步行15分钟这两种情况下，血糖值比不进行步行运动低。尤其是每餐后短时间步行这种运动方式，能够将晚饭后三小时内的血糖值降得更低。这说明零碎运动在降低血糖方面也有效果[68]。

此外需要注意的是，"下午4:30起步行45分钟"这种运动方法不能降低平均血糖值。这是因为在降血糖方面，饭后步行比饭前步行的效果更明显，关于这一点后文还会详细介绍。

如果每天都打扫卫生，到了年底就不必再费力做大扫除。运动也是这样，平时养成零碎步行的习惯，那么不必郑重其事地运动也能保持健康。这便是步行的魅力。

反倒是那些平常从不步行，只有到周末才想着一口气走完10000步的人，要特别小心，这种运动方式可能会给身体带来很大的负担。

　　如果您患有代谢综合征、高血压等疾病或年龄较大，请不要走得太快。

　　不要盲目追求速度，重要的是根据自己的生活节奏"聚沙成塔"，养成空闲时有意识步行的习惯。

　　读到这里，您是不是觉得自己拥有了坚持下去的动力？

零碎运动也能降低血糖

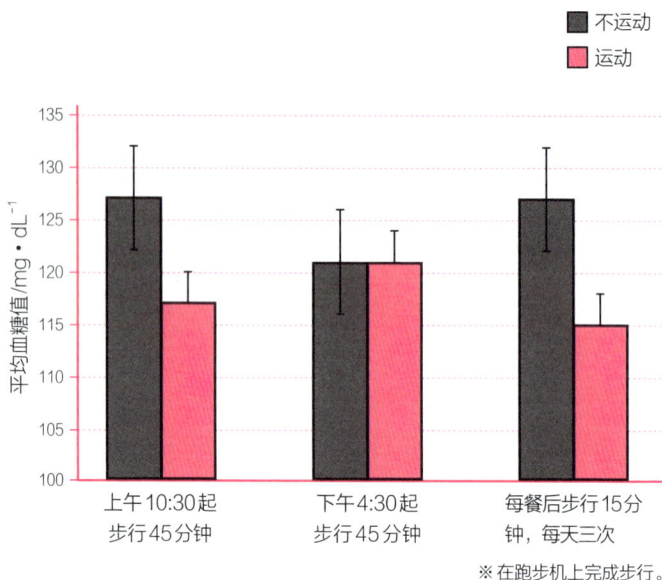

图例：
- ■ 不运动
- ■ 运动

纵轴：平均血糖值/mg·dL^{-1}（100、105、110、115、120、125、130、135）

横轴：
- 上午10:30起步行45分钟
- 下午4:30起步行45分钟
- 每餐后步行15分钟，每天三次

※ 在跑步机上完成步行。

注：血糖值换算为1mmol/L=18mg/dL。

零碎运动更能降低血糖

数据来源：DIPIETRO L, et al. Three 15-min bouts of moderate postmeal walking significantly improves 24-h glycemic control in older people at risk for impaired glucose tolerance. Diabetes Care. 2013 Oct; 36(10): 3262-8.

2 清晨步行，而非傍晚
阳光可以重置人体体内时钟、调节自主神经、补充维生素D

　　地球的自转周期大约是24小时，但人体的周期是24.2小时，二者稍有不同。如果不在意这看似微小的差异，就有可能破坏身体节奏，导致自主神经紊乱。

　　为了避免这种情况发生，当清晨到来，我们的身体沐浴在阳光下时，人体的"体内时钟"会自动重置。为了获得重置体内时钟的效果，大谷式步行法建议大家在清晨步行。

　　除了体内时钟，清晨的太阳还能带给我们许多好处。

　　比如"幸福激素"血清素。清晨的阳光照在身上，能够促进血清素的分泌，让人体开始良性循环。

①让大脑清醒

②缓解压力

③清晨的血清素到了夜间变成褪黑素，帮助我们熟睡

④阳光促进维生素D的合成，降低患骨质疏松症的风险

害怕晒黑或晒斑，您可以穿着长袖长裤，只让手掌接受阳光（步行时掌心向上）。与身体其他部分相比，手掌处的黑色素较少，因此既不容易晒黑，又能有效合成维生素D。

日本国立环境研究所与东京家政大学的研究团队曾进行过一项研究，分析脸部与手部接受阳光照射时，需要多长时间才能合成一日必要的维生素D。结果发现，在紫外线强度较弱的12月的中午，在日本南端冲绳岛那霸市需要8分钟，在关东的筑波市需要22分钟，在北部北海道札幌市则需要76分钟[69][70]。

而在紫外线强度较强的7月的中午，很短时间内就能合成必要的维生素D——在那霸市仅需3分钟，筑波市需4分钟，札幌市需5分钟。

由此可见，应该尽量多地在阳光充足的时间段步行。

但大家最好避免起床后立刻出门步行运动。

早晨是人体从休息模式向工作模式转变的阶段，自主神经尚不稳定。如果这时进行激烈运动，血压急速上升、突发脑梗死和心肌梗死的风险都会大大增加。因此生活方式病患者和老年人要注意避开这一时段进行激烈运动。

晨间步行应该在头脑完全清醒、吃过早饭后再进行。

3 早饭吃纳豆和香蕉
色氨酸能够促进血清素的合成

"早上起床后，应该慢慢喝一杯水。"

人们常常这样说，这样做的目的是补充睡眠中流失的水分。

起床时，人体往往处于缺水状态，因此不要忘记起床后及时补水。除了补充必要的水分，起床后饮水，在夏季可以预防脱水，在冬季可以预防喉部干燥和病毒感染。

但注意不要一次性喝大量的水，避免呛入气管，而且千万不要躺在床上喝水，应该在起床后再缓慢、小口地补充水分。

喝完清晨的一杯水，就到了吃早饭的时间。那么，步行之前，早饭应该吃些什么呢？

日本高知大学的研究团队进行了一项调查，他们将50名大学足球队的男队员分成三组，研究早饭与日照对睡眠、精神状态的影响[41]。

研究团队分别让三个组按照以下方式生活，在一个月后比较三组成员的身体状况。

第一组：无特别要求

第二组：一个月内，早饭吃纳豆和香蕉

第三组：一个月内，早饭吃纳豆和香蕉，并在饭后晒30分钟太阳

实验发现，第三组成员身上发生了明显的变化（见本书第120页图）。

他们心情愉悦、神清气爽，能够轻松做到早睡早起。

这是因为大豆富含色氨酸、香蕉富含维生素B，这两种成分都能在体内转化为"幸福激素"血清素。

在色氨酸转化为血清素的过程中，维生素B是必要的辅酶。因此维生素B的摄取也间接关系到血清素的合成。

有人可能会说：谁会把纳豆和香蕉混在一起吃啊！但其实在这项研究中，研究对象先食用包括纳豆在内的早饭，然后再将香蕉作为饭后甜品。

足球队员的睡眠变化情况

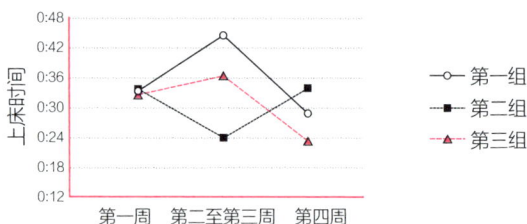

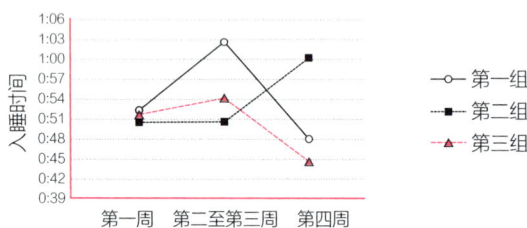

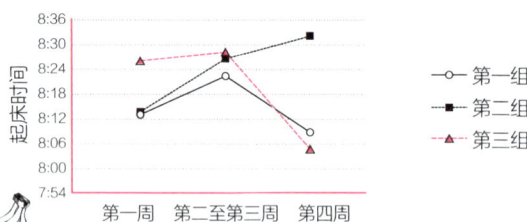

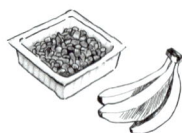

早饭吃过纳豆和香蕉后晒太阳，可以轻松做到早睡早起。

数据来源：和田快，他．高知県内の運動部所属大学生への朝食・光曝露介入が介入中の睡眠・精神衛生に及ぼす影響．日生理人類会誌，2010; 15: 97-103.

每日10000步的
健康运动法则

不过在8月7日的"香蕉日"[1]时，我在网上看到一个菜谱，是将纳豆和香蕉混在一起食用。我当天就尝试了一下，没想到这两种食物竟然意外地"合拍"。

我们需要准备一根香蕉和一盒纳豆。先把香蕉放在盘子上，用叉子的背面将其压成糊状，然后将纳豆盛出，与糊状的香蕉搅拌均匀，这道早餐就完成了。如果再加入一些蜂蜜，口感会更加温和。我把这些涂到吐司上，吃了一顿"纳豆香蕉吐司"。这道早餐简单省事，而且味道很不错，还能当作一道美味的甜品。

大家早饭时应该多吃一些富含色氨酸和维生素B的食物，并在饭后晒晒太阳。这样做不仅能帮助您保持愉悦的心情，还能让您感受到自主神经的协调和激素水平的稳定。

基于大量数据得出的高效步行方法

---

[1] 日语中"香蕉"的发音与"8""7"连读时相似。

4 饭后步行，而非饭前
防止血糖突然上升，避免"血糖飙升"

吃甜食会让身体和心理都得到快感，但为了抑制体内血糖的急剧上升，胰脏会分泌大量胰岛素，将血糖值控制住。

一般情况下，进食后血糖会缓慢上升，然后再缓慢下降。如果进食后血糖急速上升和下降，就称之为"血糖飙升"。处于这种状态的人在空腹检查时，往往与常人无异，因此这种情况多被称为"隐性糖尿病"。

当血糖飙升时，人体会释放大量的胰岛素，但如果胰岛素不够活跃，就会导致进食两小时后血糖值仍无法下降到正常值，而过度分泌的胰岛素会让人感到强烈的睡意、疲惫感和头痛，还可能导致心跳加速或呕吐。

若是对这种隐性糖尿病置之不理，可能导致心脏和脑部疾病的发生。因此，饭后能否让血糖值回归正常至关重要。

在这里我想向大家介绍一项实验，这是在NHK电视台"步行的科学"节目中德国体育大学进行的实验。

德国体育大学将学生分为两组，在吃过甜甜圈后，一组学生"立刻步行运动"，另一组则被要求"保持静坐"。比较两组的血糖状态后发现，热量极高的甜甜圈会导致血糖急速上升，但与"静坐不动"相比，"立刻步行运动"能更快地降低血糖。

在本章开篇，我曾向大家介绍过的乔治·华盛顿大学进行的"零碎运动有效性验证实验"，这项研究中也发现，每餐后步行15分钟，每日的平均血糖值最低[68]。

因此，我建议大家在饭后步行运动，消耗多余的糖分，使血糖值尽快下降。

前几日，某电视节目组来我家采访，记录下我每天走到东武购物中心买蛋糕的情况。节目组问我，每天吃蛋糕没问题吗？我强调说，我吃完蛋糕后会立刻进行步行运动。

为了让血糖保持稳定，建议大家在餐后步行，而不要在餐前步行。餐前步行可能导致脱水，需要格外小心。人体一日所需的水分中，有很大一部分是通过饮食摄取的，因此如果在餐前步行、大量排汗，脱水的风险会大大增加。

如果您正在餐前步行和餐后步行之间犹豫不决，可以以此为参照，选择餐后步行。

5 每隔30分钟就步行100秒

比起一口气走完，零散运动的效果更好

在第1章中我向大家介绍过，新西兰奥塔哥大学的研究表明，零散运动有利于降低血糖值（见本书第20页）[11]。

在这项研究中，研究对象是未患有糖尿病或高血压的18~40岁中青年，共70人。团队将研究对象分为以下三组，在完成规定的活动后，测量和比较各组的血糖情况。

第一组：久坐9小时

第二组：步行30分钟后久坐

第三组：每隔30分钟步行100秒

结果发现，第三组的血糖下降效果最明显。也就是说，如果步行后依旧久坐，则达不到改善血糖的效果，反而是零碎运动更有帮助。

血糖下降了，那么血压呢？

如果您有这样的疑问，那接下来这个消息一定会让您感到高兴。

因为同样有科学研究表明，零散步行能够降低血压。

澳大利亚贝克心脏病与糖尿病研究所将70名微胖的中老年人分为以下三组，比较各组在活动后的血压情况[71]。

第一组：从早上开始久坐8小时

第二组：早饭时坐1小时，步行30分钟后久坐6.5小时

第三组：早饭时坐1小时，步行30分钟。接下来的6.5小时内，每隔30分钟就步行3分钟。

结果发现，与第一组的血压相比，第二组的收缩压降低3.4mmHg，第三组则降低了5.1mmHg。见第127页图。

大谷式步行法建议您按照第三组的方式，将每天的步行量分散开。第二组只在早饭后步行30分钟，就能够降低整日的血压，也许您会觉得这种方式"更划算"，但条件允许的情况下，还是应该以第三组的方式为目标。

步行并非只能在室外进行，您完全可以在公司内完成。走到其他楼层、走到打印机旁、走到卫生间，这些都属于步行。关键在于避免久坐，每次站起来时都借机步行3分钟。如果能利用这一点机会降低血压，又何乐而不为呢？

每日10000步的
健康运动法则

零散运动还有助于降低血压

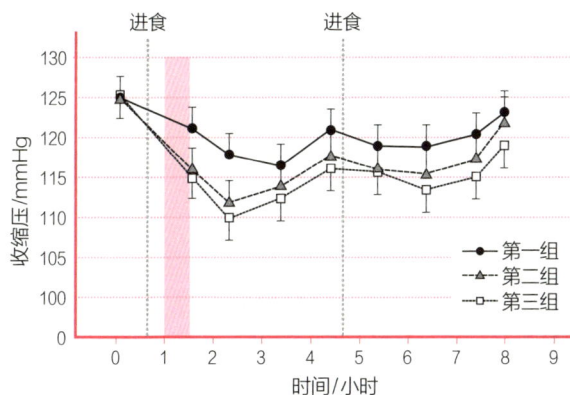

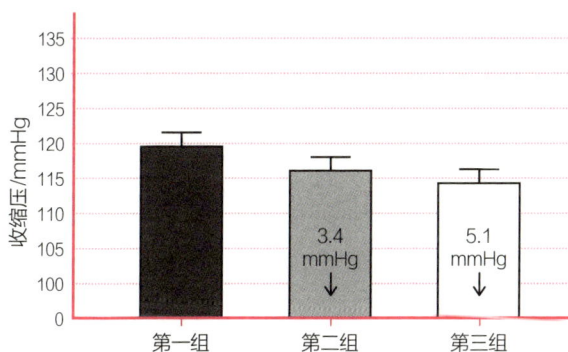

每隔30分钟步行3分钟，最有利于降低血压

数据来源：Wheeler MJ, et al. Effect of Morning Exercise With or Without Breaks in Prolonged Sitting on Blood Pressure in Older Overweight/Obese Adults. Hypertension 2019 Apr; 73(4): 859-867.

基于大量数据得出的高效步行方法

6 步行前喝一杯咖啡
运动前30分钟摄入咖啡因，能够有效燃烧脂肪

早饭之后，您习惯喝些什么？

成立于1531年的西班牙格拉纳达大学曾调查过咖啡因与有氧运动的关系，研究对象是15名20~40岁的健康男性[72]。研究团队提供了两杯水，一杯是溶解了咖啡因的"咖啡因水"，另一杯是普通的白水。两杯水从味道、气味到外观都毫无差别。

研究对象在不知情的情况下，早晨或傍晚喝下分到的那杯水，然后进行运动，研究团队则观察他们运动后的脂肪最大氧化率（脂肪是否燃烧）。这项实验每隔7天进行一次，一共设置了以下四组情况。

①早上8点喝下咖啡因水，30分钟后进行有氧运动

②傍晚5点喝下白水，30分钟后进行有氧运动

③早上8点喝下白水，30分钟后进行有氧运动

④傍晚5点喝下咖啡因水，30分钟后进行有氧运动

结果发现，与喝白水后运动相比，喝下咖啡因水后，研究对象上午的脂肪最大氧化率增加10.7%，下午则增加29%。

虽然下午的脂肪燃烧率更高，但无论是上午还是下午运动，运动前摄入咖啡因都有明显效果。

因此，大谷式步行法建议您在运动前30分钟喝一杯咖啡。我自己的习惯是，无论多忙，也要到车站前的咖啡店买一杯咖啡。有时我会在店里慢慢享用咖啡，不过这项实验说明，我们在店里喝完咖啡后享受30分钟的阅读时光，然后再走出咖啡店步行运动，这种安排最有利于减肥。

我一定要在休息日尝试一下这个方法。

咖啡因可以帮助脂肪燃烧

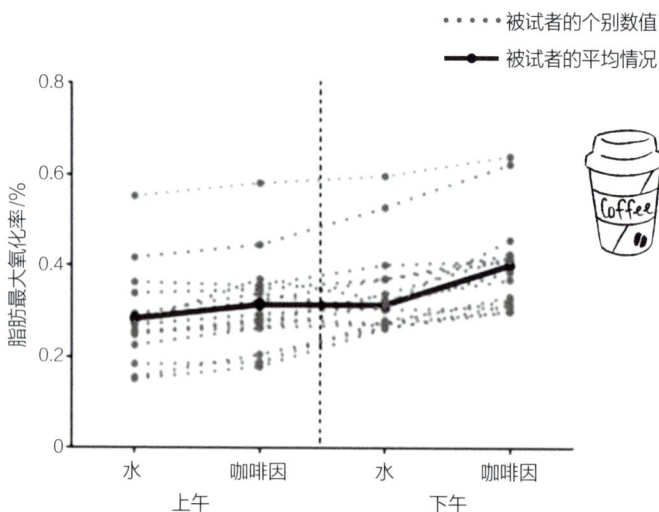

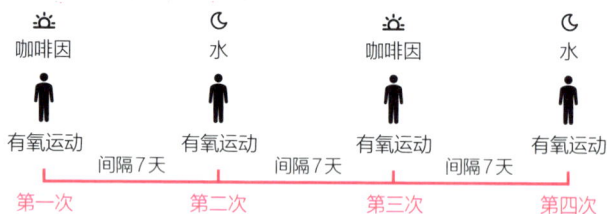

与喝白水相比，喝下含咖啡因的饮品后运动，上午的脂肪最大氧化率增加10.7%，下午则增加29%

数据来源：Ramírez-Maldonado M, et al. Caffeine increases maximal fat oxidation during a graded exercise test: is there a diurnal variation? J Int Soc Sports Nutr. 2021 Jan 7; 18(1): 5.

7 不要走得太快
高血压患者应慢走，否则会有死亡率上升的风险

"如果要步行，什么样的速度比较合适呢？"

经常有人这样问我。不过，大谷式步行法唯一的要求是"日行万步"，其他方面都随大家的情况和心意而定。

因此，大家也不必太关注步行的速度，正如我在前文中所强调的，只要是步行，都能带来明显的改善效果。

还有人问过我这样的问题："我平时走路就很慢。听说走路慢的人寿命短，这是真的吗？"

对此，我想告诉大家，步行速度缓慢不会导致死亡率上升。大家可以看看下面这项实验。

美国俄勒冈州立大学的研究团队以2340名65岁以上老年人为研究对象，研究了步行速度与死亡率之间的关系[73]。

研究团队将原本步行速度在0.8米/秒以上的人（即一分钟步行约50米，步行速度不慢的人）和低于这一速度的人分成两组，

分别记录两组的血压。调查开始于1999年，一直持续到2006年12月，这期间共有90名研究对象死亡。研究团队分析具体数据后发现以下两点。

- 步行速度快的人患上高血压后，比血压正常者的死亡率高1.4倍。
- 步行速度慢的人即使患上高血压，死亡率也不会上升。

也就是说，步行速度较快且患有高血压的人死亡率更高，步行速度慢的人即使患上高血压，死亡率也不会发生变化。

因此，患有高血压的老年人应该避免气喘吁吁地快步走，这会增加血管的负担，使各种与心脏和大脑有关的疾病致死率上升。

其实，该研究采用的分组标准（步行速度0.8米/秒以上）不算快。

老年人要格外注意自己的血压情况，步行时应当慢速走。年龄增长后身体往往会虚弱，因此要在控制好血压的情况下，坚持慢速步行。

每日10000步的
健康运动法则

8 步长控制在65厘米以上
如果步长小于人行横道的白线宽度，就要注意了

步长缩小是认知障碍的标志之一。

日本国立环境研究所的谷口优研究员在东京健康长寿医疗中心进行了一项研究，以日本群马县和新潟县的670名70岁以上老年人为对象测量其步长，并根据测量结果按照性别分成"步长偏小""步长中等""步长偏大"几组。

人走路时的步长与身材有关，因此，该研究将男性步长在70厘米以上、女性步长在65厘米以上定义为"步长偏大"。

距初次调查三年后谷口优发现，步长偏小的老年人患认知障碍的风险是步长偏大者的3倍以上。

基于此研究结论，谷口优建议在步行时保持65厘米以上的步长[74][75]。

平时在路上经常能看到小步快走的人，但根据谷口优的研究结果，采取这种步行方式的人更容易患上认知障碍。

不过就算有意识地想将步长保持在65厘米以上，也不可能拿着尺子边量边走。

为了解决这个问题，我建议大家以人行横道作为参照。人行横道中白线的宽度是45厘米，白线之间的间隔也是45厘米。您可以将白线的宽度作为测量标准，如果您不能一步跨过那条白线，则要小心自己的身体状况。

而如果想要将步长保持在65厘米以上，就相当于迈出一步的距离约为白线宽度的1.5倍。最初您可能觉得有些困难，不过不用着急，逐渐增大自己的步长即可。

增大步长不仅能够加大运动负荷，还能有效预防认知障碍。

用人行横道线来测量步长

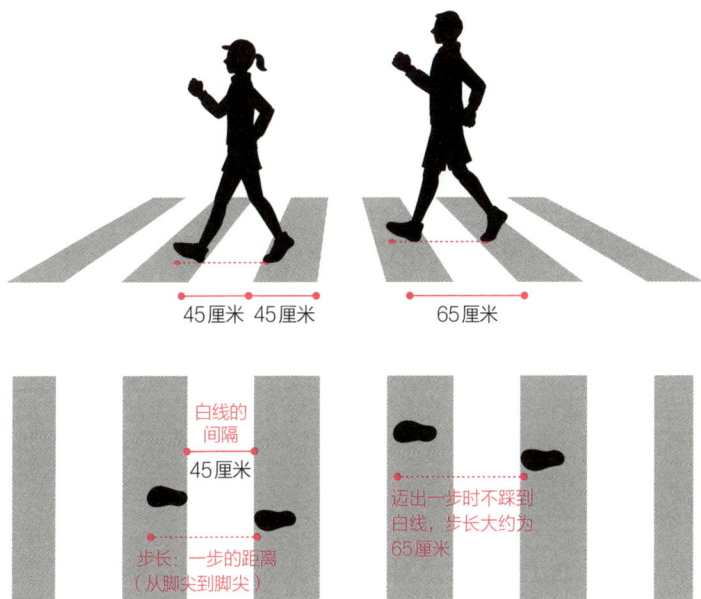

45厘米 45厘米   65厘米

白线的
间隔

45厘米

步长：一步的距离
（从脚尖到脚尖）

迈出一步时不踩到
白线，步长大约为
65厘米

日本国立环境研究所的谷口优研究员发现，认知能力与步长相
关，与步速无关。步长的调整受到大脑的影响，步长过小可能
是因为大脑内出现问题。

与步长较大的人相比，步长偏小的人患认知障碍的风险为3倍以上！

9 步行时挺胸抬头
增加睾酮、降低皮质醇，步行对男性更年期也有效果

在讨论步行姿势前，我们先来看一个有趣的实验：挺胸抬头，有助于改善男性更年期症状。

美国哥伦比亚大学的研究团队以42人为研究对象，使其分别处于挺胸抬头和含胸驼背这两种状态，比较激素分泌情况。研究发现，挺胸抬头时体内的睾酮增加、皮质醇减少[76]。

睾酮是一种男性激素，不仅关系到男性的性功能，还会影响男性肌肉与骨骼的健康，甚至与注意力的集中程度有关。而女性体内也含有少量睾酮，人们往往将其称为"动力激素"。

随着年龄增加，体内的睾酮分泌会减少，这便是男性更年期的原因之一。

我们时常能听到乐观活跃的男性突然离世的新闻，这或许也与睾酮的减少有着密不可分的关系。

每日10000步的
健康运动法则

而被称为"压力激素"的皮质醇与肾上腺素、多巴胺一样，是在紧急情况下给人力量的激素。但如果皮质醇分泌过多，人体就会长期处于紧张状态，导致精神疲劳。

　　根据哥伦比亚大学的研究结果，尤其是那些受男性更年期困扰的男性朋友，最好晒着太阳挺胸步行。

　　只要挺胸抬头地步行，就能够增加"动力激素"、减少"压力激素"，这是多么好的事情啊。今后我也要在步行时注意调整自己的姿势。

步行时要挺胸抬头

美国哥伦比亚大学进行的实验

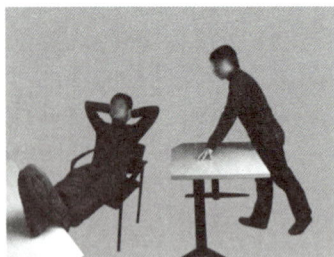

| 伸展背部、张开双手双脚 | 含胸驼背、拘束双手双脚 |

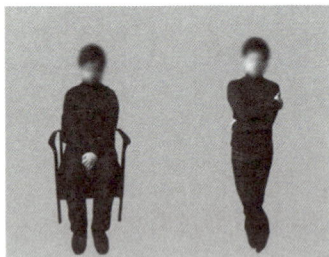

挺胸抬头状态下，睾酮增加、皮质醇减少

数据来源：Carney DR, et al. Power posing: brief nonverbal displays affect neuroendocrine levels and risk tolerance. Psychol Sci. 2010 Oct; 21(10): 1363-8.

步行姿势

错误
视线向下
驼背
步长较小

正确
视线向正前方
挺直后背
步长较大

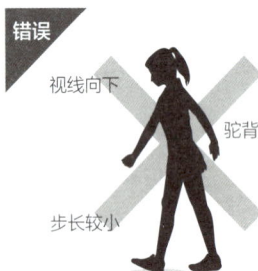

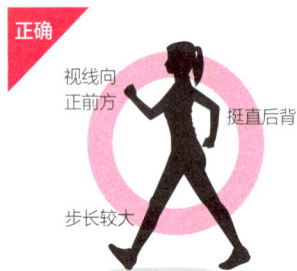

步行时挺胸抬头能够增加"动力激素"，减少"压力激素"

10 步行下台阶，而不是上台阶

下台阶更加有助于增加肌肉量，降低血压、血糖、甘油三酯和低密度脂蛋白

"为了身体健康，多爬楼梯吧！"

很多人为了保持健康，在地铁站或商场里刻意不使用扶梯，而是爬楼梯。

这种锻炼方法看上去很累，那么具体效果怎么样呢？

有研究团队让两组受试对象分别 "上台阶" 和 "下台阶"，每周进行两次，共进行12周，并逐渐增加次数，对比12周之后的运动效果。

结果发现，下台阶比上台阶更有益于身体[77]。

比如，上台阶组拉伸膝盖的肌肉量增加了14.6%，而下台阶组增加了34.0%。

相比之下，下台阶组的心率、收缩压、血糖值、糖化血红蛋白、甘油三酯、低密度脂蛋白值下降更明显，对人体有益的高密度脂蛋白值也明显地上升。

只是这项研究的研究对象为60岁以上的肥胖女性，因此很难断言这项运动对年轻人也有同样明显的效果。但无论处于哪一年龄段，都不应执着于通过爬楼梯锻炼身体。

看到这项实验数据后，我也尝试进行下台阶运动。也许是因为下台阶时要注意避免滑倒，我发现这的确是一项能够锻炼身体的方式，可以说，对老年人而言，下台阶更能起到锻炼的效果。

只是无论上台阶还是下台阶，都要避免滑倒。

每日 10000 步的
健康运动法则

下台阶比上台阶更有效

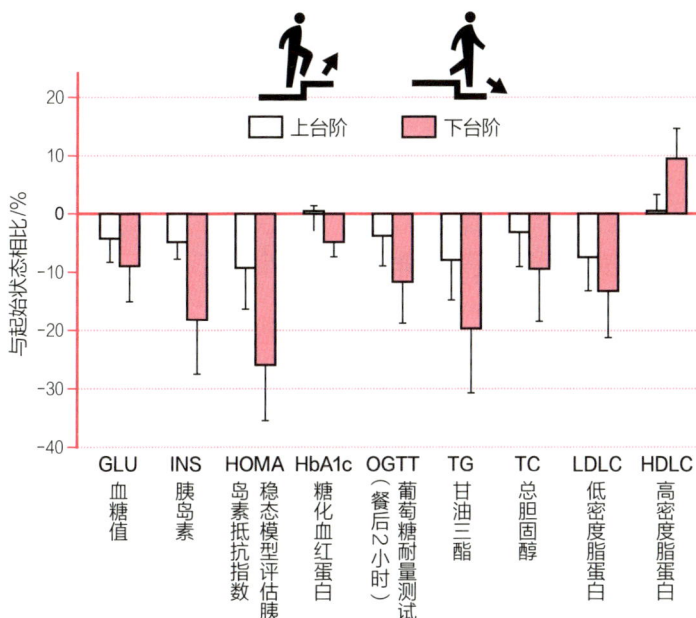

※12周时间内，以60岁以上（60~82岁）肥胖女性为研究对象。

　　下台阶能够降低血糖值、稳态模型评估胰岛素抵抗指数、葡萄糖耐量测试数据（餐后2小时）、甘油三酯和低密度脂蛋白，提高高密度脂蛋白。

下台阶比上台阶更有效

数据来源：CHEN TC, et al. Effects of Descending Stair Walking on Health and Fitness of Elderly Obese Women. Med Sci Sports Exerc. 2017 Aug; 49(8): 1614-1622.

11 与独自步行相比，二人结伴同行更好

长距离步行，增加与人交流的机会

与他人结伴步行是一件非常愉快的事。

我不仅经常与妻子一同步行，还会和女儿一起步行去离家较远的蛋糕店、小石川植物园。由于平时工作繁忙，步行是我与女儿交流的宝贵机会。

不过，独自步行和与人结伴同行在效果上有差别吗？

带着这样的疑问，我找到了美国印第安纳州普渡大学的一项调查结果[78]。

该调查以70对25~79岁的情侣为对象，将其分为"独自步行""与伴侣结伴同行""与伴侣牵手步行"三种模式，并使其分别在有障碍物和无障碍物的街道上步行。

研究发现，无论是否有障碍物，独自步行时的步速最快，与伴侣结伴同行时步速较慢，而与伴侣牵手步行时的步速最慢。

实验表明，与伴侣结伴同行的缺点是减慢步行速度并减少步数，但好处在于可以提高步行频率、增加社交活动（与人交流的机会）。况且，对于老年人来说，与提高步行速度相比，为了减少久坐时间，提高步行频率并养成步行的习惯才更重要。

　　与人同行时，步行速度的确会下降，但如果您在步行中感受到乐趣，就有可能延长自己的步行时间，而且与人同行也比独自步行更容易使步行成为习惯。这些优势都具有不可忽视的重要性。

　　有很多人加入健身俱乐部后又不经常去健身，或者加入后很快就退出。相对而言，如果能和伙伴一起，一定能更好地将步行坚持下去。

　　步行不是竞技运动，若是追求速度可以选择跑步。与步行速度相比，更重要的是尽可能长时间步行，并将其内化为一种生活习惯。正因为如此，与同伴一起步行是非常好的选择。

前文向大家介绍了与宠物狗散步的效果，如果条件允许，您可以与自己的同伴一起带上宠物狗步行，这样能更加有效地改善心理状态。

研究数据显示，如果连续两周不步行，腿部和足部的肌肉量都会下降[79]。只要您有能够一起步行的同伴，就约上对方同行，尽量将步行坚持下去吧。

每日 10000 步的
健康运动法则

12 尽量选择在林间步行，而非城市
林间步行更有助于降低血压、提高认知能力、控制抑郁情绪

"我想在节假日步行运动。"

如果您有这样的计划，那我建议您选择林间步行，这样更有益于心理和身体健康。

日本北海道中顿别町健康保险医院的住友和弘院长曾进行过一项调查，他请身体健康者、高血压患者和有健忘倾向的患者在林间步行，调查步行后的效果[80][81]。

住友和弘先请20名高血压患者分别在林间和城市里步行一小时，结果发现与在城市中步行相比，林间步行降低血压的效果更明显，且能够减少"压力激素"、调节自主神经、改善睡眠状态。

接下来，他又请310名身体健康者在林间步行，结果发现步行后，焦虑的人变得兴致昂扬，愤怒的人变得情绪平和。

此外，调查还发现，林间步行对认知障碍的改善有显著效果。

在三个月内，11名有健忘倾向的被试者（平均年龄83.2岁）每周坚持1小时的林间步行。三个月后，用长谷川式简易智力评估量表（见本书第82页）对其进行测试，发现被试者的得分明显提高，认知障碍导致的抑郁程度（抑郁自评量表，SDS）和需护理程度也都得到显著改善。此前无法自理的患者，在步行后甚至能够独立进食，可见林间步行效果之惊人。

对此，住友院长指出，森林中大量的化合物α-蒎烯（α-Pinene），具有抗氧化作用，而且林间步行可以同时刺激人的五官，这些都有助于改善患者的症状[81]。

林间步行对健康的帮助并非空口无凭，而是具有充分的科学依据。

除了森林，公园或其他绿植多的区域都能看到大量树木。因此，我建议您在步行场所的选择方面多下功夫。

每日10000步的
健康运动法则

林间步行对身体健康的影响

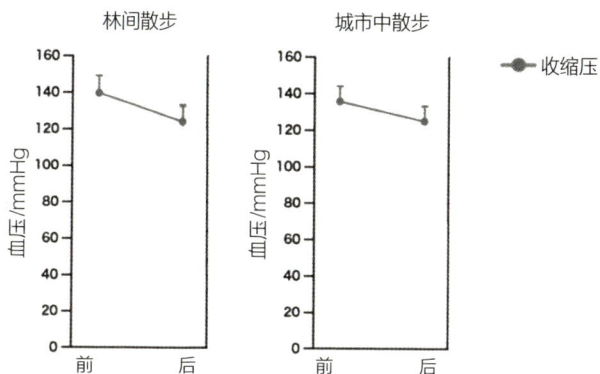

林间散步 / 城市中散步 / 收缩压

林间步行对心理健康的影响

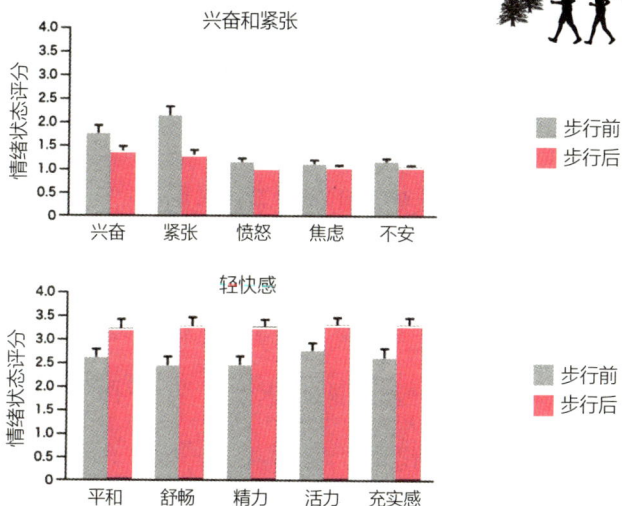

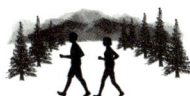

兴奋和紧张

步行前 步行后

轻快感

步行前 步行后

数据来源：Medical Tribune 2009 森林ウォーキングの血圧，認知機能，抑うつへの効果 | ニュース | Medical Tribune.

13 确定一条空气质量更好的路线

哪怕绕远，也尽量选择一条空气清新的路线，这样有助于增强肺功能

如果您想要坚持步行，可以事先为自己规划一条"常规路线"，这样更利于将步行坚持下去。

在规划路线时，也许有很多人会直接选择一条从家到附近车站的最短路线，大概需要2000步。但如前文所述，在条件允许的情况下，最好尽量寻找一条空气质量好、便于步行的路线，哪怕稍微绕一点远也值得。

为了研究空气污染与疾病恶化的关系，英国的帝国理工学院心肺研究所的团队曾进行过一项研究。该团队选择了两条路线，一条是车流量大、污染问题严重的繁华的牛津大街，另一条是空气质量好、占地面积大的海德公园。团队要求被试者在这两处地点步行2小时，并比较了步行后的情况。

被试者共有120名，其中呼吸系统疾病患者、心肌梗死或心绞痛患者和健康者各40名。还要补充一点，牛津大街的PM2.5指数、

PM10指数和二氧化氮指数都偏高。

研究发现，呼吸系统疾病患者在牛津大街步行后，出现了咳嗽、咳痰、气喘、喘鸣等呼吸道症状。而无论是否患有基础病，在海德公园散步后，肺功能都得到了改善[82]。

我是呼吸科的医生，因此非常了解呼吸系统的重要性。

根据这项实验的结果，我建议大家在进行有氧运动时，务必选择车流量小、空气质量好的路线。

即使在大城市中，这样的路线也不难找到，很多主干道的旁边是公园或绿化程度高的人行道。我的诊所位于繁华的东京池袋地区，但主干道周围依然有很多空气质量高的场所。只要迈开腿就有效果，这是步行运动的简便之处，但如果长期在空气质量差的地方步行，肺功能反而会逐渐变差，这岂不是竹篮打水一场空吗？

因此，想要将步行变成生活习惯，务必要在步行环境方面下功夫，寻找那些途经公园的路或人行道，制定一条空气质量好的常规路线，更容易帮助我们保持步行习惯，也能够让步行产生更好的效果。

14 鼻毛不必除净
鼻毛越浓密，患哮喘的风险就越低

在进行步行这种有氧运动时，最好使用鼻呼吸。

这是因为与口呼吸相比，鼻呼吸时人体上咽部能够更加充分地打开，从而吸入更多空气，也因为口呼吸易导致喉部干燥，引发传染病。

即使是在森林或公园这样环境优美的场所步行，空气中依然有各种异物，飘浮着花粉和灰尘。这时，鼻毛的作用就显现出来了。

鼻呼吸时，鼻毛是一个重要的过滤器，能够将异物隔绝在外，还可以使进入鼻腔的空气保持湿润和温暖。这些都有利于预防病毒感染。

接下来我向大家介绍一个研究，该研究印证了鼻毛的重要性。

土耳其一所大学的研究团队以230名过敏性鼻炎患者为研究对象，按照其鼻毛的浓密程度，将研究对象分为高、中、低三组，调查了鼻毛密度与支气管哮喘的关系[83]。

研究发现，==鼻毛浓密的人患支气管哮喘的风险更低==。也就是说，鼻毛越浓密，隔绝异物和过敏原的能力就越强。

　　在第1章中我曾经向大家介绍过步行对增强心肺功能的效果，但我们步行的场所并非总是空气清新的。为了能够长期、健康地步行，就需要鼻毛的帮助。鼻毛是天然形成的高密度过滤器，千万不要过度清除。

　　基于这项有关鼻毛密度的研究，我建议大家不要过度拔除鼻毛，一定要看到鼻毛对人体的保护作用。

基于大量数据得出的高效步行方法

15 寒冬酷暑前也要坚持步行
做好热适应，预防冷热交替过敏

让泰国人和日本人分别进入27摄氏度的房间，在较热的水中泡脚，谁出的汗更多？

这可不是什么智力问答，而是日本长崎大学热带医学研究所发表的一篇论文[84]。

正确答案是，日本人出汗更多。这是因为与泰国人相比，日本人在调节体温时更容易出汗。

人体能够逐渐适应温度，这便是"热适应"。当气温上升时，日本人会大量出汗，以此降低体温，并在较短时间内（几天至几十天）适应温度。这种现象被称为"短期热适应"。

而泰国人长期生活在热带地区，他们用几年的时间逐渐适应当地温度，这被称为"长期热适应"。生活在热带地区的人皮肤血流量更大，由此散发皮肤的高温。由于调节体温的方式不同，泰国人的出汗量较少，很少患脱水症。

热适应的方法与人种无关，而是随着生活环境的变化而变化。

每日10000步的
健康运动法则

因此，长期生活在日本的马来西亚人也会产生"短期热适应"，通过出汗来适应气温[85]，而长期生活在热带的日本人会产生"长期热适应"，体现为出汗量逐渐减少[86]。

通常情况下，每年7月到8月，日本人开始适应逐渐上升的气温。

4月末至5月初到梅雨季结束（6月末至7月末）这段时间内，中暑患者会大量增加，这是因为人体还未调整到大量排汗的状态，气温就已经迅速升高。而如今全球变暖进一步加剧，在夏季到来前将身体调整到"易排汗状态"，是平安度过夏天的秘诀。

基于以上分析，我认为"为了避免中暑，在日照逐渐加强的春季就应该停止步行"这种说法是错误的。通过步行，在春季就保持微微出汗的状态，有利于调整身体状态，这样到了夏季才能有效预防中暑。

那么秋冬季节步行又有什么效果呢？

从秋季开始，有许多小毛病都是冷热交替导致的。

因冷热交替而产生的鼻炎俗称温差过敏，医学上称为血管运动性鼻炎。这种温差过敏表现为自主神经紊乱导致的鼻炎。

对于这种疾病，秋冬季步行有非常明显的效果。前文已经向大家介绍过步行调节自主神经的功能，而在秋季坚持步行能够让人体为温差过敏做好准备，还能调节心情。

步行可以增加下半身的肌肉量，提高人体的基础代谢水平。伴随着小腿肌肉的收缩和松弛，静脉血会回流至心脏，由此改善血流情况，这也是小腿肌肉被称为"第二心脏"的原因。改善血流可以减轻小腿浮肿，从而进一步调节自主神经，使人体进入良性循环。从这个角度来看，我也推荐您在冬季来临前坚持步行。

最近几年，冬季室内外的温差引起人们的关注。

日本千叶大学进行了一项调查，研究可能引起温差过敏的温差程度[87]。结果发现，当室温为20摄氏度时，吸入13摄氏度的冷空气便会导致鼻炎。也就是说，在冬季，7摄氏度以上的温差便对人体有危险。

综上所述，虽然夏季要考虑酷暑的影响，但是总的来说，步行是一项一年四季都有效的运动。

16 步行时带上白水即可
运动饮料中所含糖分过多，注意不要过量饮用

步行出汗后，许多人会大量饮用运动饮料。我先将研究的结论告诉大家：没有必要饮用运动饮料。

除了夏季，当感到口渴时，没有利尿作用、不含咖啡因的茶或者白水就足够了。汗液中99%都是水，其余的那1%中包括盐分和钾、镁等多种矿物质。完成热适应后，也就是从8月中下旬起，矿物质很难随着汗液流失，因此不需要单独补充盐分。

医学生阶段经常使用的教科书指出，人体一日所需的水分为2~3升。而日常饮食中大约含有1.3升水，日常饮用的饮料大约为1.2升。我们在日常生活中大概会饮用2升水，因此除了夏季，不必对步行过程中补水这件事过度担心。

步行过程中需要补充的水分与排汗方式有关，除夏季以外，大概需要补充500毫升的水。而夏季人体容易脱水，应补充1000毫升以上的水。

如果尚未完成热适应时便大量排汗，就有必要通过运动饮料补充盐分。人体还未完成热适应时，汗液中的盐分及其他矿物质较多，因此汗液较黏稠。而完成热适应后，汗液中的矿物质减少，汗液也就更接近水状。我们可以将汗液状态作为判断标准，在汗液黏稠时饮用运动饮料，其他时候饮用普通白水即可。

完成热适应、进入盛夏时节后，通常情况下不需要饮用运动饮料。只有在大量出汗并感到眩晕、腿部抽筋、头痛或呕吐等脱水状态下，才需要饮用运动饮料。

市面上的运动饮料都含有大量糖分，因此尽量将运动饮料的饮用量控制在1000毫升以下，其余所需水分通过白水或不含咖啡因、无利尿作用的茶水来补充。

处于脱水状态时，我更推荐大家使用口服补水液。我们在家就可以轻松制作出这种口服补水液，接下来我向大家介绍一下制作方法。

口服补水液的制作方法

砂糖40克（大勺4.5勺）、食盐3克（1/2小勺）、水1000毫升，充分融合

砂糖40克

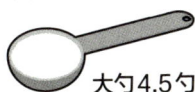

大勺4.5勺

食盐3克

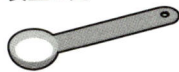

1/2小勺

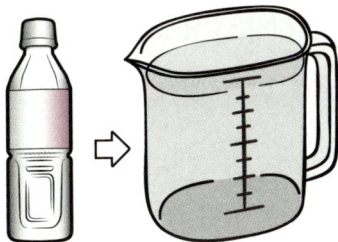

水1000毫升

★ 有条件可以加入柠檬汁，补充钾元素。
★ 剩下的柠檬放入冰箱冷藏保存，在24小时内使用完剩下的部分。

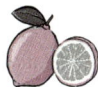

参考　济生会中央医院　盐分与脱水口服补水液的制作方法|济生会。

17 上呼吸道感染时反而要坚持步行

在上呼吸道感染初期步行、蒸桑拿、喝鸡汤颇有益处

"上呼吸道感染初期应该去慢跑然后蒸桑拿。"

这是我在美国密歇根大学留学时一位朋友告诉我的。这句话其实很有道理，只是现在的我毕竟不似学生时代年轻力壮，因此我想把这句话改成"上呼吸道感染初期应该去步行然后蒸桑拿"。

和经常进行剧烈运动的人不同，普通人突然剧烈运动反而会损伤免疫力[23][24]。不过慢跑和步行的运动强度不高，可以激活NK细胞，这种细胞能够提高人体免疫力[88]。因此在上呼吸道感染初期，步行可以击退病毒。

不过在上呼吸道感染初期步行时，应当尽量将步行时间控制在15分钟左右。毕竟这时步行的目的并非锻炼身体，因此只需保持轻度运动，让免疫力稍有提高即可。

上呼吸道感染时在步行后<mark>蒸桑拿</mark>非常有效。

鼻病毒是引起上呼吸道感染的重要原因。实验表明，这种病毒在33摄氏度时活跃，超过37摄氏度则无法存活[89][90]。在步行时，鼻腔接触外界空气，温度大约为33摄氏度。而通过步行提高免疫力后，再蒸桑拿提高鼻腔温度，就可以抑制鼻病毒的增殖。

芬兰的一项调查显示，如果以每周蒸一次桑拿的男性为比较标准，<mark>每周蒸2~3次桑拿的男性患心血管疾病猝死的风险降低22%，而每周蒸4次以上甚至每天蒸桑拿的男性，这一风险可以降低63%</mark>[91]。

此外，桑拿对治疗<mark>认知障碍、抑郁症以及保持心理健康、维持肌肉量</mark>都十分有效，因此可以说，<mark>步行后蒸桑拿具有最好的效果</mark>。

步行后蒸桑拿使体温上升，这时就需要来一碗热腾腾的<mark>鸡汤</mark>。

从古时起，日本就有在上呼吸道感染时喝鸡蛋酒的传统。而在美国，人们似乎习惯在上呼吸道感染时喝鸡汤。

鸡胸肉富含肌肽与鹅肌肽，能够激活白细胞中的中性粒细胞。中性粒细胞可以吞噬细菌，因此在上呼吸道感染初期身体虚弱时，喝一碗鸡汤激活中性粒细胞，能够增强身体对病毒的抵抗力[92][93][94]。

结束语

人生在世，会遇到各种各样的困境。

为了克服这些困境，首先要调理好自己的身体。

步行对身体和大脑都有种种益处，尽管如此，依然有人认为自己太忙而没时间运动。

这次我阅读过大量论文后，将相关结论介绍给大家。相信读完本书后，大家已经认识到，步行不仅对上呼吸道感染、代谢综合征、生活方式病这些疾病有效，还有利于改善精神压力、失眠、抑郁、焦虑等精神疾病和自主神经相关的疾病，甚至能够作用于大脑，帮助预防认知障碍、改善认知能力，还对癌症、传染病等有显著预防效果。因为生活繁忙就放弃步行，是一件非常可惜的事。

我小学时期结交的挚友告诉我，早晨步行能够激发工作灵感。现在我自己也开始步行运动，切身体会到步行不仅能调整身体和心理状态，还可以增强人的创造力，让我们拥有更多灵感。

现在有一个词叫作"睡眠负债"，与此相对，我提出"运动负债"这个概念。在节假日增加步行量，来"偿还"工作日"欠下"

的运动量，这种方法也是可行的。

两年前我刚刚开始步行运动时，多数时候也是在节假日步行，来偿还自己的"运动负债"。

本书中介绍了相关研究，证实每周步行150分钟以上能够预防病毒肺炎的重症率和抑郁症，因此大家可以以星期为单位计算自己的运动量。但如果想要控制血糖值，每日步行才是最有效的方式。日本厚生劳动省主编的《21世纪国民健康运动（健康日本21）》中也提到，"理想的生活方式是确保日行万步"。

大谷式步行法建议大家减轻顾虑，先迈开腿走起来，并尽可能每天坚持。节假日可以穿上专用的步行运动鞋，进行较长距离的步行，但平时的步行着装、距离都是次要的，大家不要过于在乎外在形式，步行运动重在坚持。

平日步行时，我都是穿着皮靴或人字拖，套着白大褂，有时脸上可能还带着剃须泡沫。我按照早晨2000步、中午3000步、下班后2000步、晚饭后3000步这样的节奏，将每日10000步的目标拆分成零散运动。

其实直至前几年，我还对步行这种运动方式不以为然。当时我认为，步行对老年人来说的确是一项恰到好处的运动，但以我的年

每日10000步的
健康运动法则

龄，应该去健身房游泳、做肌肉训练。我曾经沉迷于拳击，从剧烈运动中获得快感，并凭借这种快乐坚持去健身房锻炼。但最近我将运动习惯改为步行，这时我才发现，更有趣、更充实的步行生活正在前方等着我。

坚持步行就能体会到身体、大脑的变化，感受到步行对日常工作的益处。只要能感受到这一点，我相信任何人都会把步行作为持续一生的运动。

如果您与家人或伴侣一起步行，一定能够度过许多欢乐、充实的时光。如果您是上班族，坚持步行可以调整您的身体和心理健康，减少您对健康的不安情绪，还能够帮助您在职场中收获丰富的成果。

除了医学研究得出的结论，就我自己的亲身体验来看，步行还能够让我腿脚轻便。有时候我需要到附近买东西或办事，我发现自己乘出租车的次数明显下降，以前毫不犹豫打车去的地方，现在觉得"这点距离我走着就能去"。

除了对身体、心理、大脑有益，步行还能让身体轻便。步行实在是一项好处颇多的运动。因此，我希望每一个人都能够享受步行的乐趣，并且把这种运动坚持下去。如果您在步行过程中遇到了我，希望您能叫住我，这对于我来说将是莫大的荣幸。

感谢大家阅读到这里。感谢百忙之中抽出时间，帮助我一同完成本书的各位编辑。借此书，我还要感谢我的家人，感谢他们理解我的步行计划，并与我一路同行。

我衷心祝愿每一位读者朋友都能通过步行充实身心，拥有巧思不断、熠熠生辉的每一天。

2023 年 9 月

大谷义夫

参考文献

第1章

1　Koyama T, et al. Effect of Underlying Cardiometabolic Diseases on the Association Between Sedentary Time and All‐Cause Mortality in a Large Japanese Population: A Cohort Analysis Based on the J‐MICC Study. J Am Heart Assoc. 2021 Jul6;10(13):e018293.

2　Bauman A, et al. The descriptive epidemiology of sitting. A 20-country comparison using the International Physical Activity Questionnaire (IPAQ). Am J Prev Med. 2011 Aug;41(2):228-35.

3　Ekelund U, et al. Does physical activity attenuate, or even eliminate, the detrimental association of sitting time with mortality? A harmonised meta-analysis of data from more than 1 million men and women. Lancet. 2016 Sep 24;388(10051):1302-10.

4　Patel AV, et al. Prolonged Leisure Time Spent Sitting in Relation to Cause-Specific Mortality in a Large US Cohort. Am J Epidemiol. 2018 Oct 1;187(10):2151-2158.

5　Sheehan CM, et al.　Associations of Exercise Types with All-Cause Mortality among U.S. Adults. Med Sci Sports Exerc. 2020 Dec;52(12):2554-2562.

6　Momma H, et al. Muscle-strengthening activities are associated with lower risk and mortality in major non-communicable diseases: a systematic review and meta-analysis of cohort studies. Br J Sports Med. 2022 Jul;56(13):755-763.

7　日本痛風・核酸代謝学会ガイドライン改訂委員会編集. 2019年改訂　高尿酸血症・痛風の治療ガイドライン. 生活指導. 141-144.

8　Saint-Maurice PF, et al. Association of Daily Step Count and Step Intensity With Mortality Among US Adults. JAMA. 2020 Mar 24;323(12):1151-1160.

9　Gates LS, et al. Recreational Physical Activity and Risk of Incident Knee Osteoarthritis: An International Meta-Analysis of Individual Participant-Level Data. Arthritis Rheumatol. 2022 Apr;74(4):612-622.

10　Ozato N, et al. Association between Visceral Fat and Brain Structural Changes or Cognitive Function. Brain Sci. 2021 Aug4; 11(8):1036.

11　Peddic MC, et al. Breaking prolonged sitting reduces postprandial glycemia in healthy, normal-weight adults: a randomized crossover trial. Am J Clin Nutr. 2013 Aug;98(2):358-66.

12　日本肥満学会編集. 肥満症診療ガイドライン2016. 肥満に関する病態.11-13.

13　サルコペニア診療ガイドライン作成委員会編集.サルコペニア診療ガイドライン2017年版. CQ3 サルコペニアの予後, 転帰は？ 17-19.

14　下方浩史, 他.　疫学研究からのサルコペニアとそのリスク：特に栄養との関連.　日老医誌 2012; 49: 721-5.

15　Neter JE, et al.Influence of Weight Reduction on Blood Pressure: a meta-analysis of randomized controlled trials. Hypertension. 2003 Nov;42(5):878-84.

16　日本高血圧学会高血圧治療ガイドライン作成委員会編集.高血圧治療ガイドライン2019.運動降圧療法. 67‐68.

17　Garduno AC, et al. Associations of Daily Steps and Step Intensity With Incident Diabetes in a Prospective Cohort Study of Older Women: The OPACH Study. Diabetes Care. 2022 Feb 1;45(2):339-347.

18 Tamura Y, et al. Effects of diet and exercise on muscle and liver intracellular lipid contents and insulin sensitivity in type 2 diabetic patients. J Clin Endocrinol Metab. 2005 Jun;90(6):3191-6.

19 Shlipak MG, et al. Effect of Structured, Moderate Exercise on Kidney Function Decline in Sedentary Older Adults : An Ancillary Analysis of the LIFE Study Randomized Clinical Trial. JAMA Intern Med. 2022 Jun 1;182(6):650-659.

20 Amidei CB, et al. Association of physical activity trajectories with major cardiovascular diseases in elderly people. Heart. 2022 Mar;108(5):360-366.

21 Roake J, et al. Sitting Time, Type, and Context Among Long-Term Weight-Loss Maintainers. Obesity. 2021 Jun;29(6):1067-1073.

22 Byberg L, et al. Total mortality after changes in leisure time physical activity in 50 year old men: 35 year follow-up of population based cohort. BMJ. 2009 Mar 5;338:b688.

23 Nieman DC. Exercise, upper respiratory tract infection, and the immune system. Med Sci Sports Exerc. 1994 Feb;26(2):128-39.

24 Nieman DC, et al. The Effects of Moderate Exercise Training on Natural Killer Cells and Acute Upper Respiratory Tract Infections. Int J Sports Med. 1990 Dec;11(6):467-73.

25 Ukawa S, et al. Associations of Daily Walking Time With Pneumonia Mortality Among Elderly Individuals With or Without a Medical History of Myocardial Infarction or Stroke: Findings From the Japan Collaborative Cohort Study. J Epidemiol. 2019 Jun 5;29(6):233-237.

26 Kunutsor SK, et al. Physical activity reduces the risk of pneumonia: systematic review and meta-analysis of 10 prospective studies involving 1,044,492 participants. GeroScience 2022;44:519-532.

27 Teramoto S, et al. High incidence of aspiration pneumonia in community- and hospital-acquired pneumonia in hospitalized patients: a multicenter, prospective study in Japan. J Am Geriatr Soc. 2008 Mar;56(3):577-9.

28 Moore SC, et al. Association of Leisure-Time Physical Activity With Risk of 26 Types of Cancer in 1.44 Million Adults. JAMA Intern Med. 2016 Jun 1;176(6):816-25.

29 Kirkegaard H, et al. Association of adherence to lifestyle recommendations and risk of colorectal cancer: a prospective Danish cohort study. BMJ. 2010 Oct 26;341:c5504.

30 Campbell PT, et al. Associations of recreational physical activity and leisure time spent sitting with colorectal cancer survival. J Clin Oncol. 2013 Mar 1;31(7):876-85.

31 Sasazuki S, et al. Combined impact of five lifestyle factors and subsequent risk of cancer: the Japan Public Health Center Study. Prev Med. 2012 Feb;54(2):112-6.

第2章

32 Song H, et al. Perceived stress level and risk of cancer incidence in a Japanese population: the Japan Public Health Center (JPHC)-based Prospective Study. Sci Rep. 2017 Oct 11;7(1):12964.

33 Passos GS, et al. Exercise improves immune function, antidepressive response, and sleep quality in patients with chronic primary insomnia. Biomed Res Int. 2014;2014:498961.

34 1日1万歩のウオーキング〜不安・抑うつが改善の可能性. Medical Tribune 2014; 47(8): 10-10.1日1万歩で心も健康に！不安やうつ症状が改善—東京大｜あなたの健康百科｜Medical Tribune.

35 Taneichi S, et al. Is the Walking Campaign Effective for Depressive Symptoms? Open Journal of Psychiatry, 2014, 4, 405-409 Published Online October 2014 in SciRes.

36 Mammen G, et al. Physical activity and the prevention of depression: a systematic review of prospective studies. Am J Prev Med. 2013 Nov;45(5):649-57.

37 Ikenouchi-Sugita A, et al. The Effects of a Walking Intervention on Depressive Feelings and Social

Adaptation in Healthy Workers. J UOEH 2013; 35: 1-8.

38 R-R間隔検査（心拍数変動検査）｜慶應義塾大学病院 KOMPAS (keio.ac.jp).

39 奥村裕 他. 運動後の自律神経活動と心理的効果. 保健医療学雑誌2017；8 (1):44-49.

40 2021年改訂版 心血管疾患におけるリハビリテーションに関するガイドライン.

41 和田快, 他. 高知県内の運動部所属大学生への朝食・光曝露介入が介入中の睡眠・精神衛生に及ぼす影響. 日生理人類会誌2010；15: 97-103.

42 He J, et al. Mortality and apnea index in obstructive sleep apnea. Experience in 385 male patients. Chest1988 Jul;94(1):9-14.

43 佐藤 誠. 睡眠時無呼吸症候群（SAS）の疫学. 日内会誌 2020;109: 1059-1065.

44 Kimura N, et al. Association between objectively measured walking steps and sleep in community-dwelling older adults: A prospective cohort study. PLoS One. 2020 Dec 14;15(12):e0243910.

45 Brown WJ, et al. Prospective study of physical activity and depressive symptoms in middle-aged women. Am J Prev Med. 2005 Nov;29(4):265-72.

46 Huang AJ, et al. An Intensive Behavioral Weight Loss Intervention and Hot Flushes in Women. Arch Intern Med. 2010 Jul 12;170(13):1161-7.

47 Gao CC, et al. Association of vasomotor symptoms and sleep apnea risk in midlife women. Menopause. 2018 April ; 25(4): 391–398.

48 Holmes MD, et al. Physical Activity and Survival After Breast Cancer Diagnosis.2005 25;293(20):2479-86.

49 Endo K, et al. Dog and Cat Ownership Predicts Adolescents' Mental Well-Being: A Population-Based Longitudinal Study. Int J Environ Res Public Health. 2020 Jan 31;17(3):884.

50 Nagasawa M , et al. Oxytocin-gaze positive loop and the coevolution of human-dog bonds. Science. 2015 Apr 17;348(6232):333-6.

51 内閣府. 第9回高齢者の生活と意識に関する国際比較調査. 第9回高齢者の生活と意識に関する国際比較調査（全体版）PDF形式 - 内閣府.

第3章

52 室井 健一, 他. ウォーキング会議の効果に関する基礎的な検討　日本知能情報ファジイ学会　第32回ファジィシステムシンポジウム 講演論文集 2016；665-668.

53 Danquah IH, et al. Standing Meetings Are Feasible and Effective in Reducing Sitting Time among Office Workers—Walking Meetings Are Not: Mixed-Methods Results on the Feasibility and Effectiveness of Active Meetings Based on Data from the "Take a Stand!" Study. Int J Environ Res Public Health. 2020 Mar 5;17(5):1713.

54 Tomata Y, et al. Changes in time spent walking and the risk of incident dementia in older Japanese people: the Ohsaki Cohort 2006 Study. Age Ageing. 2017 Sep 1;46(5):857-860.

55 認知症予防・支援マニュアル. tp0501-1h_0001.pdf.

56 東京医科歯科大学、千葉大学 報道発表 Press Release No: 260-20-51. 20210310walk.pdf.

57 Tani Y, et al. Neighborhood Sidewalk Environment and Incidence of Dementia in Older Japanese Adults.Am J Epidemiol. 2021 Jul 1;190(7):1270-1280.

58 Oppezzo M, et al. Give Your Ideas Some Legs: The Positive Effect of Walking on Creative Thinking. J Exp Psychol Learn Mem Cogn 2014 Jul;40(4):1142-52.

59 慶應義塾大学　プレスリリース　「根気」（こんき）を生み出す脳内メカニズムの発見｜粘り強さは海馬とセロトニンが制御する｜. 190416-1.pdf.

60 Yoshida K, et al. Serotonin-mediated inhibition of ventral hippocampus is required for sustained goal-directed behavior. Nat Neurosci. 2019 May;22(5):770-777.

61 Huang X, et al. Comparative efficacy of various exercise interventions on cognitive function in patients with mild cognitive impairment or dementia: A systematic review and network meta-analysis. J Sport Health Sci. 2022 Mar;11(2):212-223.

62 Rovio S, et al. Leisure-time physical activity at midlife and the risk of dementia and Alzheimer's disease. Lancet Neurol. 2005 Nov;4(11):705-11.

63 認知症　国立精神・神経医療研究センター　認知症｜こころの情報サイト.

64 Blumenthal JA, et al. Lifestyle and Neurocognition in Older Adults With Cognitive Impairment. Neurology. 2019 Jan 15;92(3):e212-e223.

65 Panza F, et al., Current Epidemiological Approaches to the Metabolic-Cognitive Syndrome. J Alzheimers Dis 2012;30 Suppl 2: S31-S75.

66 Guadagni V, et al. Aerobic exercise improves cognition and cerebrovascular regulation in older adults. Neurology. 2020 May 26; 94(21): e2245–e2257.

第4章

67 Dunn AL, et al. Comparison of lifestyle and structured interventions to increase physical activity and cardiorespiratory fitness: a randomized trial. JAMA. 1999 Jan 27;281(4):327-34.

68 DIPIETRO L, et al. Three 15-min bouts of moderate postmeal walking significantly improves 24-h glycemic control in older people at risk for impaired glucose tolerance. Diabetes Care. 2013 Oct;36(10):3262-8.

69 体内で必要とするビタミンD生成に要する日照時間の推定｜札幌の冬季にはつくばの3倍以上の日光浴が必要｜2013年度｜国立環境研究所.

70 Miyauchi M, et al. The solar exposure time required for vitamin D3 synthesis in the human body estimated by numerical simulation and observation in Japan. J Nutr Sci Vitaminol (Tokyo). 2013;59(4):257-63.

71 Wheeler MJ, et al. Effect of Morning Exercise With or Without Breaks in Prolonged Sitting on Blood Pressure in Older Overweight/Obese Adults. Hypertension 2019 Apr;73(4):859-867.

72 Ramirez-Maldonado M, et al. Caffeine increases maximal fat oxidation during a graded exercise test: is there a diurnal variation? J Int Soc Sports Nutr. 2021 Jan 7;18(1):5.

73 Odden MC, et al. Rethinking the Association of High Blood Pressure with Mortality in Elderly Adults: The Impact of Frailty. Arch Intern Med. 2012 Aug 13;172(15):1162-8.

74 Taniguchi Y, et al. A prospective study of gait performance and subsequent cognitive decline in a general population of older Japanese. J Gerontol A Biol Sci Med Sci. 2012 Jun;67(7):796-803.

75 歩幅を広げて認知症を予防　狭いと高まる発症リスク（国立環境研究所　谷口優主任研究員）｜医療ニュース トピックス｜時事メディカル｜時事通信の医療ニュースサイト.

76 Carney DR, et al. Power posing: brief nonverbal displays affect neuroendocrine levels and risk tolerance. Psychol Sci. 2010 Oct;21(10):1363-8.

77 CHEN TC ,et al. Effects of Descending Stair Walking on Health and Fitness of Elderly Obese Women. Med Sci Sports Exerc. 2017 Aug;49(8):1614-1622.

78 Cho H, et al. Changes to gait speed when romantic partners walk together: Effect of age and obstructed pathway. Gait Posture. 2021 Mar;85:285-289.

79 Breen L, et al. Two weeks of reduced activity decreases leg lean mass and induces "anabolic resistance" of myofibrillar protein synthesis in healthy elderly. J Clin Endocrinol Metab. 2013 Jun;98(6):2604-12.

80 Medical Tribune 2009 森林ウォーキングの血圧，認知機能，抑うつへの効果 | ニュース | Medical Tribune.

81 Sumitomo K, et al. Conifer-Derived Monoterpenes and Forest Walking. Mass Spectrom (Tokyo). 2015;4(1):A0042.

82 Sinharay R, et al. Respiratory and cardiovascular responses to walking down a traffic-polluted road compared with walking in a traffic-free area in participants aged 60 years and older with chronic lung or heart disease and age-matched healthy controls: a randomised, crossover study. Lancet. 2018 Jan 27;391(10118):339-349.

83 Ozturk AB, et al. Does nasal hair (vibrissae) density affect the risk of developing asthma in patients with seasonal rhinitis? Int Arch Allergy Immunol. 2011;156(1):75-80.

84 Matsumoto T, et al. Study on Mechanisms of Heat Acclimatization Due to Thermal Sweating -Comparison of Heat-tolerance between Japanese and Thai Subject. Trop. Med.1993; 35 (1): 23-34.

85 Lee JB, et al. The change in peripheral sweating mechanisms of the tropical Malaysian who stays in Japan. J Thermal Biology 2004; 29(7):743-747.

86 Bae JS, et al. Prolonged residence of temperate natives in the tropics produces a suppression of sweating. Pflugers Arch. 2006 Oct;453(1):67-72.

87 長谷川真也. 血管運動性鼻炎の病態に関する研究. 千葉医学誌1999; 75 (2): 57-67.

88 Bigley AB, et al. NK cells and exercise: implications for cancer immunotherapy and survivorship. Discov Med. 2015 Jun;19(107):433-45.

89 Foxman EF, et al. Temperature-dependent innate defense against the common cold virus limits viral replication at warm temperature in mouse airway cells. Proc Natl Acad Sci U S A. 2015 Jan 20;112(3):827-32.

90 永富良一. 上気道感染症ウイルス（ライノウイルス）の感受性と運動. デサントスポーツ科学 31:3-11.

91 Patrick RP, et al. Sauna use as a lifestyle practice to extend healthspan. Exp Gerontol. 2021 Oct 15;154:111509.

92 Saketkhoo K, et al. Effects of drinking hot water, cold water, and chicken soup on nasal mucus velocity and nasal airflow resistance. Chest. 1978 Oct;74(4):408-10.

93 Babizhayev MA, et al. L-carnosine modulates respiratory burst and reactive oxygen species production in neutrophil biochemistry and function: may oral dosage form of non-hydrolyzed dipeptide L-carnosine complement anti-infective anti-influenza flu treatment, prevention and self-care as an alternative to the conventional vaccination? Curr Clin Pharmacol. 2014 May;9(2):93-115.

94 Rennard BO, et al. Chicken soup inhibits neutrophil chemotaxis in vitro. Chest. 2000 Oct;118(4):1150-7.

巻首

95 Dasgupta K, et al. Physician step prescription and monitoring to improve ARTERial health (SMARTER): A randomized controlled trial in patients with type 2 diabetes and hypertension. Diabetes Obes Metab. 2017 May;19(5):695-704.

96 Inoue M, et al. Daily total physical activity level and total cancer risk in men and women: results from a large-scale population-based cohort study in Japan. Am J Epidemiol. 2008 Aug 15;168(4):391-403.

作者介绍

大谷义夫

池袋大谷诊所所长，呼吸内科医师，医学博士；日本呼吸学会呼吸系统专科医生、指导医生，日本过敏学会专科医生、指导医生，日本内科学会综合内科专科医生。